中医临床问题与策略丛书

肛肠病临床问题与策略

杨 巍 陆 宏 主编

U0228196

科学出版社

北 京

内 容 简 介

本书基于临床实践阐发肛肠病临床诊疗的实际问题和临床策略,共分为八章,分别介绍肛肠病的临床诊治思路,特殊检查方法,正确解读辅助检查的方法,痔、肛周脓肿、肛瘘、便秘、炎症性肠炎、肛肠病围术期治疗策略和肛肠病的特色诊疗技术等,并结合科研,介绍如何建立肛肠常见疾病核心指标集的方法和思路,论述体质类型和肛肠病的相关性等。

本书对肛肠病的中西医认识、预防、治疗、研究做了比较全面的梳理和阐述,一方面,继承了传统中医的特色,发挥中医技术的优势;另一方面,融合了现代医学现代化高科技的影像技术和内镜技术。

本书集合了临床和研究的进展,糅合了传统技术和现代技术,合中西医于一体,内容详尽,论述全面,应用中医整体辨证论治的思想,紧密结合现代医学的理论精华,体现中西医在肛肠病诊治方面的共识、临床前沿及科研进展。

本书具有创新性、专业性、实用性,可供肛肠病的中西医临床和科研工作者,特别是住院医师、主治医师、进修医师参考阅读。

图书在版编目(CIP)数据

肛肠病临床问题与策略/ 杨巍,陆宏主编. —北京:
科学出版社,2020.7
(中医临床问题与策略丛书)
ISBN 978-7-03-065507-3

Ⅰ. ①肛… Ⅱ. ①杨…②陆… Ⅲ. ①肛门疾病一中医临床一经验一中国一现代②直肠疾病一中医临床一经验一中国一现代 Ⅳ. ①R266

中国版本图书馆 CIP 数据核字(2020)第 100765 号

责任编辑:陆纯燕 / 责任校对:谭宏宇
责任印制:黄晓鸣 / 封面设计:殷 靓

科学出版社 出版
北京东黄城根北街 16 号
邮政编码:100717
http://www.sciencep.com

南京展望文化发展有限公司排版
江苏句容市排印厂印刷
科学出版社发行 各地新华书店经销

*

2020 年 7 月第 一 版 开本:B5(720×1000)
2020 年 7 月第一次印刷 印张:9 1/4
字数:145 000

定价:**60.00 元**
(如有印装质量问题,我社负责调换)

前　言

　　肛肠病是临床常见病、多发病。肛肠专业是中医药的特色和优势专业。临床上有不少肛肠病使用中医药后"叫得应""治得好",因此肛肠专业也是不少中医学子所向往的热门专业。但是,中医肛肠领域还有很多亟待攻坚的问题等待着我们去解决,需要一代代学子为之继续传承薪火。

　　未来创新的基础是当下的继承,除了临床的实践,文献和工具书的阅读也对临床技能和诊治水平的提高非常有帮助,俗称"读经典、做临床",可见两者是相得益彰的。本书就是基于临床实践中的实际问题来阐发肛肠病临诊策略,希望可以快速提高初学者的临床技能水平和培养正确的临床和科研思路。

　　环状混合痔、高位复杂性肛瘘、便秘、功能性肛肠疾病、炎症性肠炎等都是肛肠科医师面临的难题。其中不少疾病都具有治疗难度大、术后复发率高、并发症多的特点,有些更是肛肠病领域的难治性疾病。中医学强调整体观和辨证论治,中医学认为病虽发于肛肠局部,但其发生、发展和变化均与脏腑功能的失调密切相关,其治疗当在局部辨证和全身辨证相结合的基础上,内治、外治并施,方可获事半功倍之效。

　　上海中医药大学附属曙光医院(以下简称"曙光医院")肛肠科是上海地区最早设立的肛肠专科,自1990年成立以来,在柏连松教授、杨巍教授两代带头人的不断努力、创新及经验总结下,创立了许多有特色的治疗新方法,并研制发明了许多新药,疗效显著,享誉海内外,目前是上海历史最久、规模最大、患者人数最多的肛肠专科。本书由上海市名中医杨巍教授领衔,曙光医院肛肠科杨巍名医工作室成员和相关辅助科室中青年学者联合编写,具有理论和实践并重、传统和现代融合的特色。

本书基于临床实践,力求让读者获得实实在在的临床策略。本书一方面,立足于传统中医理论和辨证论治思想,突出介绍肛肠病中医的特色诊疗技术;另一方面,紧贴临床需要,结合了影像、内镜等现代先进技术,体现了多学科诊治肛肠病的先进理念。本书集合了临床和研究的进展,糅合了传统和现代技术,结合中西医于一体,全面介绍了肛肠病的循证医学概况、病因病机、诊治方法等。本书特色:① 强调中医诊治的优势;② 引入多学科诊治的新理念;③ 充分利用影像、内镜技术;④ 着眼于盆底疾病的临床诊治策略。因此,本书可供中医、中西医结合、西医的临床和科研工作者参考阅读。

本书由第六批全国老中医药专家学术经验传承工作[国中医药人教发(2017)29 号]、杨巍上海市名老中医学术经验研究工作室建设项目(SHGZS-2017028)、上海中医药大学第四期名老中医学术经验研究工作室建设项目:杨巍上海市名老中医学术经验研究工作室(SZYMZYGZS4016)、上海市科学技术委员会科研计划项目(18401904600)资助出版。

我们衷心希望本书对中医肛肠专科医师、住院医师规范化培养阶段医师和相关进修医师,以及涉及本领域其他医师有所帮助。书中若有疏漏之处,恳请读者给予指正,帮助我们把将来的工作做得更好。

编　者
2020 年 1 月

目 录

第一章 总 论

第 **1** 问　如何建立肛肠常见疾病的核心指标集？

核心指标集(core outcome sets, COS)即标准化结局指标集,是指在特定领域的所有临床试验中必须被测量和报告的标准化结局指标的最小集合,也可适用于其他类型的研究和临床审核[1]。如何建立肛肠常见疾病(痔疮、肛瘘)的核心指标集呢?

参考文献

[1] Clarke M.Standardising outcomes for clinical trials and systematic reviews[J].Trials, 2007,8(1): 39.

【梅祖兵解答】　结局指标是随机临床试验的重要组成部分,在临床试验的范围内结局指标大体上被定义为用于评估治疗效果的测量或观察方法,如评估副作用(风险)或疗效(益处)。在设计临床试验时,通常使用"PICO"格式来制定研究问题。"PICO"包括4个部分:目标疾病(P)、目标人群(I)、干预措施(C)和结局指标(O)[1]。在一个随机试验中,结局指标的差异反映了不同的干预措施。主要结局指标通常对患者和临床医生等利益相关者具有最大治疗意义[2],是调查研究问题的重要组成部分,同时也用于样本量计算[3]。

在临床研究中,结局指标的不一致性导致很多研究结果不能纳入系统评价或不能在系统评价中进行合并,无法给临床实践提供更高级别的证据,在一定程度上降低了研究价值。此外,结局指标报告不完整,提示存在潜在的选择性报告偏倚,这会导致对患者治疗、资源分配、研究重点和试验设计不能做出充分知情的决策,这可能增加无效甚至有害的干预措施,浪费有限的医疗保健资源[4]。事实上,结局指标的不一致性和选择性报告偏倚的问题可以通过使用商定的核心指标集来减少,这些指标将在特定临床领域的所有试验中进行测量和报告[5]。核心指标集表示的是共识得出的最小结果参数集,应在所有报告特定状况的研究中报告。测量核心指标集并不意味着特定试验中的指标必须局限于集合中的指标。

目前大部分核心指标集的研究采用了系统评价、名义小组法、德尔菲法(Delphi)、共识会议、半结构化访谈中的一种或多种方法,但是哪种方法是制作核心指标集的"金标准",目前并无定论。《COMET 手册》提出制作核心指标集的四个步骤,对每步可能影响研究结果的细节问题进行讨论,并对某些问题给出推荐意见,具体如下。

1. 确定核心指标集的适用范围

第一步,确定核心指标集的适用范围,包括目标疾病(P)、目标人群(I)、干预措施(C)。第二步,研究者预先规定核心指标集适用范围:适用于特定疾病的全部人群或部分人群(如适用于所有痔疮患者,或仅适用于痔疮手术治疗的患者);适用于所有类型的干预措施或某种干预措施(如手术、保守治疗);适用于效果研究、效力研究或临床实践。

2. 明确制作核心指标集的必要性

首先通过全面的文献检索以明确是否存在相关核心指标集的研究。其次明确研制一个核心指标集的研究是否已经完成或正在进行,这是一个难点。若有相关研究已经完成,则应慎重考虑是否有必要制作一个新的核心指标集;若有其他工作组正在进行研究,则可考虑能否进行合作,以完善相关研究,避免不必要的重复工作;若无相关研究,则应考虑是否有研制的价值,可对当前的临床研究或系统评价报告的结局指标的多样性进行评估,如使用结局矩阵展示结局指标的不一致性及潜在的选择性报告偏倚,明确构建新核心指标集的必要性。

3. 制定研究方案

研究者应明确参与核心指标集研究的利益相关群体(包括患者、临床医务工作人员、试验人员、监管机构、行业代表、决策者、研究人员和公众)。在选择利益相关群体时,应考虑不同群体的参与者数量、代表性、参与能力及潜在的利益冲突。一般而言,至少临床医务工作人员和患者应参与到研究中。

4. 确定核心指标集中应测量的结局指标

确定结局指标主要有六个步骤。

(1)通过系统评价构建结局指标原始清单。系统评价应该在核心指标集研究的范围内以确保纳入所有相关研究的指标,而不需要收集无关数据。评价应该明确临床区域,并适当地访问数据库。常用的数据库包括 Medline、CINAHL、Embase、Cochrane 和 PsycINFO。在进行系统评价时,文献检索时间应尽量缩短(如24个月以内),可避免工作量过大,也可帮助研究者获得最新的结局指标。

(2)定性研究(如对患者进行半结构化访谈)。得到患者对结局指标重要性的认识,补充结局指标原始清单。

(3)将结局指标进行分类,可分为病死率、生理学(或病理生理学)指标、感染、疼痛、生活质量、心理健康、社会心理学指标、功能(或功能状态)、治疗的依从性、治疗满意度、资源利用(或医疗资源利用)、不良事件(或副作用)12类。

(4)确定调查问卷中结局指标条目清单,问卷应保证结构清晰、内容全面、语言简洁。

(5)明确短期结局指标及长期结局指标的测量时间。

(6)确定结局指标的重要程度。通过德尔菲法,获得不同利益相关群体对结局指标重要性的观点,从而确定每一个结局指标的重要程度,这是决定它们能否被纳入核心指标集的关键。大部分研究采用9分李克特量表(Likert scale)评分系统,规定1~3分代表结局指标"不重要",4~6分代表"重要",7~9分代表"非常重要"。若某个结局指标大于70%的参与者得分为7~9,小于15%的参与者得分为1~3,则该指标可纳入核心指标集。

参考文献

[1] Jan R. Evidence-based medicine how to practice & teach EBM[J]. Australian College of Midwives Incorporated Journal, 1997, 10(2): 5.

[2] Sedgwick P.Primary and secondary outcome measures[J].BMJ,2010,340: c1938.

[3] Moher D, Hopewell S, Schulz kenneth F, et al. CONSORT 2010 explanation and elaboration: updated guidelines for reporting parallel group randomised trials[J].BMJ, 2010,340: c869.

［4］ Chan A W, Song F, Vickers A, et al. Increasing value and reducing waste： addressing inaccessible research［J］.The Lancet,2014, 383(9913)：257－266.

［5］ Williamson P R, Altman D G, Blazeby J M, et al. Developing core outcome sets for clinical trials：issues to consider［J］. Trials, 2012, 13(1)：132.

【杨巍解答】 研究针对肛肠常见疾病(痔疮、肛瘘)治疗的结局指标,进行系统的文献综述评价以确定痔疮或肛瘘治疗潜在的结局指标。

1. 检索策略

进行广泛的文献检索策略,如通过检索"haemorrhoids""anorectal fistula" "surgery""treatment"等检索词以确定所有已发表的指南、综述、Meta 分析和有关痔疮或肛瘘的方案。搜索以全文发表(不包括只有摘要的文献)的英文文献。搜索在 PubMed、Embase 和 Cochrane 数据库中执行,发表日期限制在 2015 年 1 月到 2019 年 12 月。

2. 文献筛选

文献检索得到的相关文献将由两名研究人员进行评审以确定痔疮或肛瘘治疗研究报告中所有可能的临床结局指标。筛选摘要时,结果与痔疮或肛瘘治疗无关的研究(如健康政策)将被排除。为了确保排除的准确性,将由第三审稿人审查一部分被排除的摘要。在必要时,可以求助于高级调查员,进行讨论来解决冲突[1]。

3. 数据提取

筛选出每篇文献研究的评估作者、发表日期、研究设计、比较的治疗/干预措施、主要和次要结局、这些结局的定义及患者报告结局指标(patient reported outcome, PRO)[1]。研究人员可能存在相同的指标,但定义或测量方式不同。第一步是将这些不同的定义组合在一起(逐字提取描述),第二步是将这些指标分组到指标域中,用来将干预措施的效果分类,如功能状态[2]。

4. 结果域分类

将每个指标一字不差地定义为一个指标名称,并将每个指标归类到指标域中。此项工作建议由来自多专业背景的两三名研究人员独立执行。研究人员可包括卫生服务研究人员、临床工作者(如外科医生、护士等)、方法学家(可选择)。当两名研究人员在这个过程中发生分歧时,将由一位高级研究人员来解决问题并做出最终决定[2]。

对学术文献进行系统评价来确定患者报告的结局估量指标（patient reported outcome measures，PROMs），然后提取出患者报告的指标领域，提供患者报告研究的有效性细节，这将有助于选择和评估核心指标。如果时间允许的话，从 PROMs 中提取的 PRO 清单可以补充来自定性研究的多余指标域。建议由该领域的专家对定性文件数据进行解释。

此外，确定已发表研究或现有学术文献系统评价的结局指标是否已包含一些主要利益相关者的观点，并进一步决定是否需要补充他们提出的指标。建议与主要利益相关者进行访谈，尤其是在 PROMs 缺乏患者详细参与的情况下进行定性访谈。访谈应有针对性地进行，并使用半结构化的访谈时间表得出对该人群重要的结果。采访内容被录音、转录和分析。这些信息可以用来创建新的结果域或补充列表[2]。

事实上，我们目前正在进行肛瘘术后复发危险因素核心指标集的相关研究，对 Pubmed 和 Embase 上从最早开始到 2018 年 4 月发表的肛瘘术后复发危险因素的文章进行系统的文献综述，将肛瘘复发危险因素分为患者相关因素、瘘管相关因素、手术相关因素，明确提出肛瘘复发危险因素包括一个患者相关因素（既往肛门手术）及 5 个解剖学和手术相关因素（即高位经括约肌间瘘、未检测到内口、存在马蹄形扩展、挂线引流术、多条瘘管），而对于黏膜皮瓣推进手术的患者来说，年龄<40 岁或 45 岁和存在马蹄形扩展则被认为是复发的危险因素[3]。

参考文献

[1] Van Tol R R, Melenhorst J, Dirksen C D, et al. Protocol for the development of a core outcome set（COS）for hemorrhoidal disease：an international Delphi study [J]. International Journal of Colorectal Disease, 2017, 32(7)：1091 - 1094.

[2] Williamson P R, Altman D G, Bagley H, et al. The COMET Handbook：version 1.0[J]. Trials, 2017, 18：280. doi：10.1186/s13063 - 017 - 1978 - 4.

[3] Mei Z,Wang Q,Zhang Y,et al. Risk factors for recurrence after anal fistula surgery：A Meta-analysis[J]. International Journal of Surgery, 2019, 69：153 - 164. doi：10.1016/j.ijsu.2019.08.003.

【杨巍解答】 在核心指标集框架中，德尔菲法用于在以邮寄或电子方式发送的连续问卷中实现专家（利益相关）对不同结果重要性的趋同性意见。在随后的问卷中,对每个结果的回答进行总结并匿名反馈。参与者在重新评估每个项目之前能够考虑他人的观点,因此可以根据前几轮的反馈来改变他们初始的反应。参与者之间没有直接的交流,这种反馈提供了一个可以调和利益相关者之间不同意见的机制,而这对达成最终共识至关重要[1]。

进行两轮德尔菲法调查,以确定痔疮或肛瘘的核心指标集。

1. 参与者

参与者涉及临床医务工作人员(包括研究员)和患者。选择在肛肠学领域拥有多篇引用出版物和(或)发表过痔疮或肛瘘相关论文的作者及熟悉核心指标集开发的临床医务工作人员。此外,还需邀请一些患者参加该研究,并会在他们第一次门诊就诊时发出邀请。所有患者必须被诊断为痔疮/肛瘘,并且必须同意参加该次核心指标集所需的所有德尔菲法调查轮次[2]。

2. 成员组规模

进行一次德尔菲法调查应该包括多少人,不是依据统计功效决定的,通常是一个实用的选择。成员组的规模可能取决于正在研制的痔疮或肛瘘核心指标集范围内能找到的专家或患者的数量,还应考虑邀请加入德尔菲法调查的参与者人数(允许在进程间发生减员)。根据共识的定义,只有少量参与者参与得出的结果可能会特别敏感。对于团队规模来说,关键的考虑因素应该是来自关键利益相关者群体的高质量代表们,这些群体中拥有对这些问题有深刻理解的合格专家群体。代表每个利益相关者群体的参与者越多越好,这既体现在核心指标集对未来患者的推广意义上,也体现在它对其他利益相关者的价值上。

3. 参与者信息

所有参与者都必须充分了解德尔菲法调查的目的及对他们的期望。这对于获得知情同意和使参与者能够确定结果的轻重缓急和评分来说都是至关重要的。

4. 问卷调查的设计

针对临床医务工作人员进行的问卷是源自系统评价的关于痔疮或肛瘘治疗的结果列表,它被设计为李克特量表形式,评估范围从 1 到 9 分。

针对患者,专门设计问卷,问卷内容主要是关注他们的症状(医务工作人员问卷中的一些问题与患者无关)。同样要求患者按照李克特量表(1~9 分)对以下各项进行评分:① 患有症状(如失血、疼痛、脱垂、分泌物和瘙痒);② 日常生活中这些症状的困扰;③ 治疗成功(即患者没有失血、没有疼痛、没有脱垂、没有瘙痒或没有分泌物);④ 治疗后症状缓解;⑤ 门诊就诊时要讨论的项目(即症状、患者满意度、并发症、脱垂和疼痛);⑥ 复发的定义[3]。

5. 评判标准

"达成共识"(对核心指标集至关重要的信息)将被定义为大于70%的参与者得分为7~9,小于15%的参与者得分为1~3。"协商不完全一致"(信息不应包含在核心指标集中)被定义为大于70%的参与者得分为1~3,小于15%的参与者得分为7~9。当某一特定项目的得分在1~3和7~9之间达到33%或更多时,就会出现"分歧"。所有其他组合将被认为是"模棱两可"的,这意味着这些项目可以有多种解释。

6. 两轮德尔菲法调查

(1)第一轮德尔菲法调查:通过电子邮件邀请临床医务工作人员和患者使用 Google Forms(https://docs.google.com)填写基于网络的问卷。并对每一个结局指标进行1~9的评分。其中1~3表示结果的重要性有限(归类为"不重要"),4~6表示重要但不是关键的(归类为"重要"),7~9表示极端重要的结果(归类为"非常重要")。

第一轮德尔菲法调查中包含的所有项目将被分配到4个领域类别中,"达成共识"和"协商不完全一致"的共识将被提前放入第二轮。"分歧"将进行进一步分析:将计算中位数,如果中位数得分≥4(即趋向一致或一致的)则该项目将列入第二轮讨论。指定为"模棱两可"的项目将不予结转。最后将第一轮的结果反馈形成报告,发给参与调查的专家。

针对患者的第一轮德尔菲法调查问卷与上述临床医务工作人员进行的调查方式相同。

(2)第二轮德尔菲法调查:第一轮的小组成员将被邀请进行第二轮的调查。在第二轮中,参与者会受到第一轮的结果匿名反馈报告,这份报告将包括小组成员对几个问题/项目的评分,包括中位数分数、四分位数范围,以及他们的评论和建议。总结第一轮结果的描述性统计数据将提供给小组成员审查,参与者还可以选择添加他们认为缺少的其他项目。

此外,参与者被要求再次给领域和结果重新评分,所有得分中位数≥4的领域和结果都被转入面对面会议,包括参与者建议的其他项目。

已完成至少一轮问卷调查的临床医务工作人员应邀参加面对面协商会

议,在该会议上向参与者展示第二轮结果,并要求他们进行投票预讨论,以确定他们是否认为结果应该"包括在核心指标集中"或者"不包括在核心指标集中",或者认为该结果"模棱两可"。要求参与者在重复投票之前确定包含或排除某一结果。当≥70%的临床医务工作人员在这次最终投票中投"赞成"的时候,一个领域或结果被包括在核心指标集中[4]。

在制作肛瘘复发危险因素的核心指标集时,预计将进行两轮专家咨询,目前已经进入德尔菲法的第一轮,通过向发表过肛瘘论文的临床医务工作人员或肛肠病专家发送包含有 Google Forms 网络问卷的电子邮件收集相关信息,问卷采用李克特量表形式,其中 1～3 表示结果的重要性有限(归类为"不重要"),4～6 表示重要但不是关键的(归类为"重要"),7～9 表示极端重要的结果(归类为"非常重要"),已有 22 名专家进行回复,工作仍在进行中。

参考文献

[1] Williamson Paula R, Altman Douglas G, Bagley Heather, et al. The COMET Handbook: version 1.0[J]. Trials, 2017, 18: 280. doi: 10.1186/s13063-017-1978-4.

[2] Van Tol R R, Melenhorst J, Dirksen C D, et al. Protocol for the development of a core outcome set (COS) for hemorrhoidal disease: an international Delphi study[J]. International Journal of Colorectal Disease, 2017, 32(7): 1091-1094.

[3] Van Tol R R, Kimman M L, Melenhorst J, et al. European society of coloproctology core outcome set for haemorrhoidal disease: an international Delphi study among healthcare professionals[J]. Colorectal Disease, 2019, 21(5): 570-580. doi: 10.1111/codi.14553.

[4] Moossdorff M, Van Roozendaal L M, Strobbe Luc J A, et al. Maastricht Delphi consensus on event definitions for classification of recurrence in breast cancer research[J]. Jorunal of the National Cancer Institute, 2014, 106(12): dju288.doi: 10.1093/jnci/dju288.

第 2 问　肛肠病与中医体质有何关系?

肛肠病为常见病、多发病,但其发病机制迄今未完全明了。中医认为疾病发病大多与体质有关,如何从中医体质角度理解肛肠病的发病机制,并依此指导临床防治肛肠病?

【方臣阳解答】　"体质"一词最早出现于叶桂《临证指南医案》中,但其概念早在《黄帝内经》中就已初步形成,如《素问·厥论》:"此人者质壮。"其中"质"即现今讨论的"体质"。《灵枢·通天》中有:"少师曰:盖有太阴之人,少阴之人,太阳之人,少阳之人,阴阳和平之人。凡五人者,其态不同,其筋骨气血各不等。"将人分为太阴、少阴、太阳、少阳、阴阳和平五种体质,并详细描述了这五类人的身心特性、易感疾病等,即后世所言"阴阳五分法",这是中医最早的体质划分之一。西方亦有类似的学说,古希腊著名医学家希波克拉底就曾提出"体液说",他认为人体含有四种不同的液体,即血液、黏液、黄疸汁和黑胆汁,四种体液形成了不同性质。当四种体液配合恰当时,身体便健康,否则就会出现疾病。现在看来,"体液说"与中医的体质学说有着诸多相似之处。不过,纵然体质学说发展至今已有数千年的历程,无数医家提出过自己对体质的看法及分类方法。现今体质分类方法依旧百花齐放,其中较有代表性的当属王琦的 9 分法和匡调元的 6 分法,其中以王琦的 9 分法最为常用,具体分为平和质、气虚质、阳虚质、阴虚质、痰湿质、湿热质、瘀血质、气郁质、特禀质[1]。该分类法于 2005 年正式提出,经过 10 余年的发展,已经成为中医体质研究的重要基础,现代体质学研究大多基于此分类。

中医学历来注重因人制宜,《黄帝内经》认为人体遇到疾病侵袭时,是否发病,与人体体质有明显关系。对于同一种疾病或者同一种致病因素,不同体质表现为不同的发病倾向及传变规律。

历代医家围绕肛瘘的病因病机提出了诸多学说,如《医宗金鉴·外科心法要诀》云:"痔疮形名亦多般,不外风湿燥热源……如结肿胀闷成块者,湿盛也;结肿痛如火燎,二便闭者,大肠小肠热盛也;结肿多痒者,风盛也;肛门围绕,折纹破裂,便结者,火燥也。"《灵枢·痈疽》中亦有记载:"热胜则肉腐,肉腐则成脓。"强调了热邪为肛肠病主要病机,在肛周疾病发生发展中扮演了重要角色。明代李时珍《本草纲目》云:"漏属虚与湿热。"就指出肛瘘病机以"虚"和"湿热"为主,亦可简单区分为虚实两大征候。从"实"的角度看,金元时期刘完素《河间六书》云:"盖以风、热、燥、火、湿邪所致,故令肛门肿满,结如梅核,甚至乃变而为瘘也",又有"风热不散,谷气留溢,传于下部,故令肛门肿满,结如梅李核,甚者及变而为瘘也"。以上指出肛周脓肿和肛瘘是感受风、热、燥、火、湿等外邪,邪顺胃肠传下,入里化热,气血瘀滞,肉腐成脓,最后在肛周出现梅核大小的硬结,即为肛瘘。六淫之中,尤以风、湿、燥、热之邪容易引起肛门疾病,除了热邪之外,湿邪也在疾病的演变中起着重要作用。肛肠疾病多与饮食有关,饮食不节、饮食辛辣或肥甘厚味,都容易损伤脾胃。脾胃无力运化水湿,水湿内生,停滞化为湿热,湿性重着,故常伤于下,《疡科心得集》云:"盖肛门为足太阳膀胱经所主。是经为湿热所聚之腑,此处生痈,每由于酒色中伤,湿浊不化,气不流行者多。"

《四圣心源》云:"内伤者,病于人气之偏,外感者,因天地之气偏,而人气感之。"指出疾病表现出的性质是由外感之邪的性质与内在的"人气"共同决定的,且两者相互影响,这里的"人气"即为中医体质,当某种外邪与体质相同或相近时,机体会更容易感染这种外邪,并加重其疾病的表现。有研究结果显示,肛肠病患者实证体质以湿热质和痰湿质为多见,因此,当外感风湿燥热之邪时,更容易表现为湿热下注证,而湿热下注证正是肛肠病患者临床最常见的证型,且有研究证明湿热质与痰湿质正是湿热下注证患者的主要体质类型。

参考文献

[1] 王琦.9 种基本中医体质类型的分类及其诊断表述依据[J].北京中医药大学学报,2005,28(4):1-8.

【杨巍解答】 虽然痔的发病率极高,但其发病机制却一直未能明确。最早古希腊名医希波克拉底提出了被后世称作痔的"安全阀"学说,认为痔可以防止胸膜炎等疾病,并与肝病有关。进入 20 世纪后,随着科学技术和人体解剖学的发展,对痔的认识空前提高,提出了各种假说,但都被逐一否定。目前主要有三种学说影响较大:① 静脉曲张学说,该学说认为痔是肛管部位静脉曲张所形成。② 血管增生(血管瘤)学说,该学说认为在截石位 3、7、11 点处血压较高,肛管是直肠上动脉的 3 个分支末端,与小静脉直接吻合,形成洞状静脉,在危险因素作用下,洞状静脉扩张成为血管瘤,从而产生痔。③ 肛垫下移学说,该学说认为肛垫是肛管黏膜下由丰富的血管和平滑肌、弹力纤维和结缔组织构成的直肠海绵体,它本质上是人体正常的解剖实体。痔的本质是肛垫的病理性肥大。

中医也早有关于痔的发病理论,《外科正宗》明确提出并指明:"夫痔者,乃素积湿热,过食炙搏……又或酒色过度、肠胃受伤,以致浊气瘀血流注肛门,俱能发痔。"患者"素积湿热",湿属阴,热属阳,阳盛之质多燥多热,阴盛之质多寒多湿,相互影响,"热从湿化""湿从热化"等"从化"关系。湿热胶结,如油入面,难解难分。湿热之体易感受湿邪、湿热之邪或痰湿、湿热之邪,邪郁于内,湿滞不化,热邪蕴结,湿热下注大肠成痔。宋代杨仁斋著《仁斋直指方·火湿分治论》明确指出:"肥人气虚生寒,寒生湿,湿生痰,故肥人多寒湿。"张从正在《儒门事亲》中提出"无湿不成疾"的理论,人体痰湿内生与气血津液的功能失常有关,湿聚生痰,又可加重气血津液的功能异常。痰湿体质的患者容易感受湿邪,湿长期不化并聚生痰,影响气机,气郁化火,加上"湿从热化",热邪内蕴,湿热下注大肠形成痔。

除了痔以外,肛瘘的发病原因也没有完全明确。肛瘘发病有一明显特点,即男性发病率远高于女性,但其病理因素尚未明确,一般认为,这与男女性激素分泌、肛管解剖结构、生活习惯等因素有关。肛瘘初起的发病形式多为肛周脓肿。肛周脓肿则主要由肛周组织的急慢性感染引起。男性肛腺作为睾酮的靶器官之一,腺体较女性更为发达,性激素促进肛腺活动分泌也更旺盛,雄激素水平增高不仅可以增加肛腺分泌,还可以促进炎症反应的发生和发展。

有研究结果显示,男性肛瘘患者的体质多为湿热质,其次为阳虚质与痰湿质;而女性肛瘘患者的体质一半以上为阳虚质,其次是痰湿质,湿热质占比较少。虽然目前尚未发现性激素水平与中医体质分布关系的研究结果,但一般认为男女体质本就有诸多不同之处,王琦等通过调查发现,平和质占比男性明显高于女性;偏颇体质中男性湿热质、痰湿质占比高于女性,而女性血瘀质、阳虚质则高过男性,宋代朱肱《类证活人书·卷第二》曰:"男子阳多而阴少……女子阴盛而阳微。"男为阳刚之体,女为阴柔之体,男性的体质相较女性偏实、偏阳,研究结果显示肛瘘患者体质分布也符合此规律。中医认为肛瘘多由湿热之邪所致,男性体质多偏湿偏热,易感湿热之邪,故易感肛瘘或肛周脓肿。

如果说外感六邪是肛肠病发病的外因,那体质本虚便是肛肠病发病的内因所在。《素问·刺法论》云:"正气存内,邪不可干。"《素问·评热病论》云:"邪之所凑,其气必虚。"在长期的医疗实践中,古代医家早就发现肛肠病的发生与体质强弱有关。脾主运化升清,关联大肠之转导。脾气主升,胃气主降,脾胃共成气机升降的枢纽,关系到肛门开启和关闭功能正常与否。清代叶桂

《临证指南医案》云:"肝病必犯土,是侮之所胜也,克脾则腹胀,便或溏或不爽。"可见肝失疏泄,横逆犯脾,使大肠转导失司,影响肛门开闭功能是肛门疾病的基本发病机制之一。因此,虽然肛周疾病发生在魄门,但实则病位在肠,又与肝、脾密切相关。明代李梴《医学入门》云:"盖饱食则脾不能运,食积停聚大肠,脾土一虚,肺金失养,则肝木寡畏,风邪乘虚下流,轻则肠风下血,重则变为痔漏。"

有研究发现痔漏患者的中医体质中,偏虚体质占了很大比例,主要包括阳虚质和气虚质。结合上述传统理论,可以认为痔漏患者有相当一部分存在脾阳虚、脾气虚的情况,脾虚不运,魄门气血不足,则其排泄糟粕和控制排便的功能受限,轻则泄泻,重则发为肛周疾病。故朱震亨在《丹溪心法》中说:"痔者,皆因脏腑本虚、外伤风湿、内蕴热毒、醉饱交接、多欲自戕,以故气血下坠,结聚肛门,宿滞不散而冲突为痔者。"《疮疡经验全书》曰:"人生素不能饮酒亦患痔者,脏虚故也。"

中医体质是一个人的综合稳定的特质,它表明了对于不同肛周疾病的易感性,虽然各医家观点有所不同,但在肛肠病的防治中均能起到举足轻重的作用。例如,对于湿热、痰湿、阳虚等体质人群,应通过改变饮食及生活习惯等改善自身体质,以从源头上降低罹患肛肠病的可能,而已患病的人群,也可结合用药起到缩短病程,减少复发的效果。

第3问 肛肠病常用药对有哪些?

遣方用药是中医医师水平的体现,而药对是中医临证常用之法,关乎中药的配伍和医生的经验习惯。临床上有哪些治疗肛肠病的常用药对呢?

【陈天解答】 药物配伍是中医辨证论治、遣方用药的特色,古今许多医家都习惯将二药合用,从而起到增效或减毒的作用。"对药",即药对,是方剂中最小的组方单位。肛肠病在临证上也有一些药对,供读者参考。

柴胡配白芍:柴胡,味苦、辛,性微寒,具有解表退热、疏肝解郁、升举阳气的功效。例如,《长沙药解》言:"柴胡降胆胃之逆,升肝脾之陷,胃口痞痛之良剂,血室郁热之神丹。"白芍,味苦、酸,性微寒,功以养血敛阴、柔肝止痛、平抑肝阳。明代贾所学言其"微苦能补阴,略酸能收敛。因酸走肝,暂用之生肝。肝性欲散恶敛,又取酸以抑肝"。柴胡疏肝理气,白芍柔肝健脾,二味合用,共奏调肝之效,且散中有收,刚柔并济,理气疏肝而无劫肝阴之弊,养肝柔肝而无壅滞之虞,亦能健脾固本、养血护膜。

白术配白芍:白术初载于《神农本草经》,其味甘、苦,性温,具有健脾益气、燥湿利水、止汗、安胎的功效。《医学衷中参西录》谓:"白术,善健脾胃,消痰水,止泄泻。"白芍,味苦、酸,性微寒,具有养血敛阴、柔肝止痛、平抑肝阳的功效。《滇南本草》谓白芍"泻脾热止腹痛,止水泻"。白术与白芍相伍,白术偏于补脾,白芍偏于柔肝,二药配伍,相使为用,使肝脾并补,健脾养肝。脾土健旺则肝木不可强干,肝胆之邪不敢犯,则肝木自平;肝木得泻,肝平则脾不为贼邪所干,则脾土得运。两者相伍可谓土中泻木,扶土抑木之法。主治肝脾不和、肝旺脾虚之腹痛泄泻。

白术配防风:白术,味甘、苦,能补脾燥湿,正如《本草求真》所言,"白术为脾脏补气第一要药"。泄泻之责于湿,关键在脾,白术补脾气又燥湿,可解脾之苦,脾健则上下通达。防风,味辛、甘,可祛风散湿,为风药,百病之长,引诸药进脾经,以升清理脾、复脾运化之能,渗湿止泻。二药配伍补散兼施,起到协同增效作用。主治肝脾不和之腹痛泄泻。

白术配苍术:白术,归脾、胃经,古人称其为"脾脏补气健脾第一要药"。苍术,味辛、苦,性温,归脾、胃、肝经,具有燥湿健脾、祛风散寒的功效。两者均入脾胃经,均可健脾燥湿,但白术甘温性缓,偏于和中扶正、健脾益气之力强,苍术辛温性急,偏于升散攻邪、燥湿之力强。两者配伍,攻补兼施,补而不滞,攻而不虚,健脾益气燥湿之力尤甚。

【陆宏解答】　白术配枳实:枳实辛散温通,破气消积、泻痰导滞、消痞止痛;白术被誉为"补气健脾第一要药",甘温补中、补脾燥湿、益气生血、和中消滞、固表止汗。枳实辛散性烈,以泻为主;白术甘缓补中,以补为要。枳实以走为主,白术以守为要。二药参合,一消一补,一走一守,一急一缓,相互制约,相互为用,助其升清降浊,以达补而不滞、消不伤正之功。以上可见于《金匮要略》中的"枳术汤"、李杲《脾胃论》中的"枳术丸"。

白术配葛根:白术擅健脾益气,集补脾、健运、燥湿三效于一体,为调脾化湿之要药。而《本草通玄》赞其"补脾胃之药,更无出其右"。葛根,味甘、凉,具有生津止渴、升阳止泻的功效,《本草正义》云:"葛根,气味皆薄,最能升发脾胃清阳之气。"白术配葛根贵在升补,"清气在下则生飧泄""脾主生清"之生理特性,认为补脾宜"升补",常用鼓舞脾清上行之葛根与白术相配,使补中有升,清气得扬,浊阴自降,且不耗津伤正,有助于扶脾祛湿。

厚朴配苍术:苍术具有燥湿健脾,祛风湿,明目之功效。《珍珠囊补遗药性赋》中提及"苍术,气味主治与白术同。补中除湿,力不及白,宽中发汗,功过于白"。苍术、厚朴皆归脾、胃经,同具燥湿之功效,故临床上广泛用于湿困脾阳或湿阻胃脘之证。苍术善于解表燥湿,其性主升;厚朴善于下气除满,其性主降,二药配伍,有助于调节脾胃升降功能,共奏燥湿健脾、行气和胃之效。厚朴、苍术的配伍取自平胃散,二药均为芳香化湿类药物,入中焦健脾行气,调畅气机,使湿邪自化,脾胃相和。

厚朴配枳实:明代贾所学所撰《药品化义》云:"枳实专泄胃实,开导坚结。"《珍珠囊补遗药性赋》中概括枳实的功效为"其用有四:消胸中之虚痞;逐心下之停水;化日久之稠痰;削年深之坚积"。六腑以通为顺,不通则痛,枳实善于破胃肠之气,有通便之功,对于痞结心下,胃脘满胀,食滞胃肠,大便秘结等均有一定疗效。张机的大、小承气汤均以厚朴与枳实相伍,可治阳明腑实证及里热实证。枳实、厚朴均为苦味,枳实功善破气,兼能泻火,厚朴下气除满,兼能燥湿,两者相互为用,可治气机郁结于胃肠。且枳实性寒,厚朴性温,两者相伍,寒温并用,共理中焦之气。

厚朴配黄连:黄连,味大苦,性寒,善清中焦湿热,徐灵胎曰:"凡药能去湿者必增热,能除热者必不能去湿,惟黄连能以苦燥湿,以寒除热,一举而两得焉。"黄连、厚朴皆入中焦,黄连,味苦,性寒,善于清泻湿热,开中焦之热结;厚朴,味辛,性温,善于行气化湿,散中焦之湿结。二药配伍,寒热并用,辛开苦降,共奏清热化湿之效。黄连之苦寒配伍厚朴之辛温,正符合"脾喜温,胃喜凉"的生理特性,使中焦气机得以调畅,恢复脾胃的升降功能。肝木与脾胃同居中焦,若肝木郁而化火,横逆伤胃,则易导致胃肠郁热之象,如胃中灼热感,口苦,大便黏腻,里急后重等。黄连、厚朴的药对正可以治疗湿热郁结胃肠之证。运用黄连时需注意舌苔,倘若舌苔由黄腻转为薄白,则应去之。

【杨巍解答】 结合临床观察,中药在肛肠疾病中的临床应用大致可分为治疗泄泻、便秘、肠炎、便血等症。

1. 关于泄泻的药对

芡实配诃子：芡实首载于《神农本草经》，列于上品药中，谓其"甘,平,无毒。治湿痹,腰脊膝痛,补中,除暴疾,益精气,强志,令人耳目聪明"。李时珍谓其"止渴益肾""味甘平,腴而不腻。食之者能使华液流通,转相灌溉……",《本草备要》谓其"甘涩,可固肾益精,补脾去湿",具有益肾固精、补脾止泻、除湿止带的功效,临床常用于治疗梦遗、滑精、脾虚久泻等。诃子,味苦、酸、涩,性平,归肺、大肠经,具有涩肠止泻、敛肺止咳、利咽开音的功效,主要用于久泻久痢。两者配伍,共奏固精涩肠止泻之功。

山药配陈皮：山药,味甘,性平,归脾、肺、肾经,具有补益脾气、滋养脾阴的功效,《神农本草经》言其补中、益气力、长肌肉也,《本草纲目》云:"山药益肾气,健脾胃。"陈皮,味辛、苦,性温,归肺、脾经,具有理气健脾、燥湿化痰的功效,《本草纲目》有"其治百病,总取其理气燥湿之功"等描述,善调理气机,遇升则升、遇降则降、遇补则补、遇泻则泻,补药合陈皮补而不滞,泻药合陈皮疏散气机,行气能顺利清除病理产物。两者合用健中理气,用于中虚气滞之大便不成形。健运脾胃,有助于药物的有效吸收。两者均为药食两用之品,适宜长期食用。

山药配白扁豆：山药、白扁豆二药俱味甘,亦曰性平,都有和中健脾利尿的作用。此二药既健脾又无燥湿伤阴之弊,且有养阴作用。张锡纯云:"山药之性能滋阴又能利湿,能滑润又能收涩。"白扁豆兼有养胃阴作用,叶桂的养胃汤、吴鞠通的沙参麦冬汤均用之。

2. 关于便秘的药对

中医脏腑理论认为六腑以通为用,以降为顺。便秘的基本病机为胃气不降,腑气不通。长时间便秘,糟粕存积,也会影响饮食的摄入,久之则气血生化乏源,气虚则推动无力,血虚则肠道失于濡润,形成恶性循环。

杏仁配桃仁：虽然便秘的病位在大肠,但与肺、脾、胃等脏腑密切相关。古有言:"治秘勿忘理肺。"因肺与大肠相表里,宣通肺气,腑气得降,便秘自通,此取类"提壶揭盖"之法。唐宗海《血证论》云:"肺移热于大肠则便结,肺津不润则便结,肺气不降则便结。"李杲云:"杏仁下喘,治气也。桃仁疗狂,治血也。桃、杏仁俱治大便秘,当以气血分之。贲门上,主往来,魄门下,主收闭。故王氏言,肺与大肠为通道也。"桃仁养血活血润燥,杏仁宣气润肠通便,二味性皆质润,相伍为用,气血并调,燥结共濡,宣肺与润肠共用,使腑气降则便自通。

杏仁配肉苁蓉:杏仁归肺、大肠经,质润多脂,味苦下气,具有止咳平喘、润肠通便的功效。肉苁蓉甘温助阳,咸润通肠,亦可滋养精血,为阴阳双补之要药。肺与大肠相表里,调摄胃肠气机影响排便,司"提壶揭盖"之责。杏仁宣肺通肠,《本草便读》曰:"凡仁皆降,故(杏仁)功专降气,气降则痰消嗽止。能润大肠,故大肠气闭者可用之。"肾司二便,然年老者多见命门火衰,肾气化无力,阴寒结于肠胃,腑气不通,故排便困难。肾亦摄纳肺气,调司呼吸,影响肺的宣肃功能,因年老阳衰,肾气不充,失纳清气,进而影响肺与大肠间气机运畅,引起便秘。而肉苁蓉具有温阳通便的功效。《本草汇言》:"肉苁蓉,养命门,滋肾气,补精血之药也。"杏仁、肉苁蓉二味皆甘润,相伍为用,宣肺润肺与温肾滋肾并施,使肠通腑气降而便自排,专治老年性便秘。

瓜蒌仁配枳实:瓜蒌仁甘寒滑润,既能上清肺胃之热、涤痰导滞,又能宽中下气、开胸散结,还能下滑大肠,润肠以通便。枳实苦温降气,善于破滞气、行痰湿、消积滞、除痞塞,为中焦脾胃之要药。瓜蒌仁以守为主,枳实以散为要。两者配伍,共奏破气消积、润燥通便之功,因瓜蒌仁润肠通便之功更强,故在配伍治疗便秘时,瓜蒌比例高于枳实。

3. 关于肠炎的药对

黄芩配仙鹤草:黄芩具有清热燥湿、泻火解毒的功效。仙鹤草入心、肝、脾经,有涩敛之性,具有涩肠止泻止痢的功效,药性平和,兼能补虚,又能止血,例如,《岭南采药录》单用仙鹤草治疗赤白痢。黄芩、仙鹤草相伍为用,清热燥湿之力强,而无苦寒败胃之弊,且能补虚敛溃、护膜止血,在抑菌杀菌的同时促进肠黏膜损伤的修复。

蒲公英配马齿苋:蒲公英,味苦、甘,性寒,入肝、胃经,具有清热解毒、利湿通淋的功效,苦泄而不伤正,清热而不败胃,《本草新编》曰"蒲公英,至贱而有大功",《医林纂要》曰:"补脾和胃,泻火"。马齿苋,味酸,性寒,归肝、大肠经,具有清热解毒、凉血止血、止痢的功效。两者合用清热利湿,用于中下焦湿热所致的泄泻、痢疾等。两者皆药食兼用,为治疗消化系统疾病之良药,久服无苦寒清热药伤胃之弊。

第二章 检 查

第 1 问 如何阅读肛周磁共振片,解读报告及其中的相关专业术语?

面对黑白色胶片,患者往往无所适从,通常会带着肛周磁共振
(magnetic resonance imaging, MRI)报告来肛肠科或放射科门诊请医
生解读,咨询诊断结果。如何去解读肛周 MRI 报告,为患者解释相关
内容呢?

【杨烁慧解答】 首先,我们需要从肛周 MRI 报告中获得最基本的信息:
① 检查时间、临床初诊、送检医生、要求(包括扫描部位和是否增强);② 具体
扫描项目名称、检查方法;③ MRI 关键图像、报告具体描述(即影像学表现和
诊断);④ 报告医生、审核医生、相应时间和报告的唯一条码等。

然后,重点介绍适合肛周 MRI 成像疾病的相关影像学知识,因为很多患者
对肛周 MRI 不甚了解,不明白为何要行 MRI 检查或行 MRI 检查的意义是什
么。此时,需要肛肠科或放射科医生向患者解答,肛周 MRI 检查是肛周疾病比
较适用的影像学检查。尤其是肛瘘,肛周 MRI 检查为金标准。

去肛肠科就诊的患者主要以肛门或肛周不适、便血或是流脓为主诉。而
以这些症状为主要表现的疾病有肛瘘(含肛周脓肿)、藏毛窦、直肠癌、痔和肛
裂等,详细论述如下。

1. 肛瘘

肛瘘主要受累人群为青壮年,男性好发。如果是克罗恩病患者合并肛瘘
则更复杂。由于肛瘘或肛周脓肿常常累及括约肌复合体和两侧肛提肌,而这
些肌肉的完整与否往往和肛门括约功能相关。因此,行肛周 MRI 检查的目的

不仅限于诊断,更重要的是明确病变与这些肛周肌群的关系,从而有助于肛肠科医师制定治疗方案。并且在麻醉状态下诊断和对复杂性肛瘘分类比较困难,尤其是肛周感染非常严重或反复发作的慢性肛瘘合并纤维化的患者。如果术中遗漏隐匿分支,往往会造成手术失败及复发率增加。这些隐匿分支通过 MRI 检查大部分都能显示出来。因此,对肛瘘愈合的判断,MRI 检查所见甚至更优于外科术中所见。

一般患者去肛肠科就诊带的资料除了放射科的诊断报告外,还有影像学胶片。故而对于肛肠科医师来说,首先要学会基本读片,然后再结合报告向患者解释其病况。下面简要介绍一下肛瘘 MRI 检查方法和读片要点。

(1)肛瘘 MRI 成像方法:首先,必须明确一点,如果要观察肛瘘,患者没有注射 MRI 对比剂(通常为钆相关对比剂)的禁忌,推荐做肛周 MRI 检查为好,因此行 MRI 检查前,患者需要空腹 4 小时以防止对比剂过敏导致呕吐而有窒息的风险。肛瘘 MRI 检查最常用的扫描切面有垂直肛管的斜横断位和平行肛管的斜冠状位,通过这两个位置的综合阅片,可以了解肛瘘整体范围及与肛周结构的关系。最常用的序列有快速自旋回波 T_2 加权(T_2WI)抑脂序列、快速自旋回波 T_1 加权(T_1WI)序列、增强后快速自旋回波 T_1WI 抑脂序列;也有一些可选序列,如质子加权抑脂序列和扩散加权成像(diffusion weighted imaging, DWI)序列。范围上至双侧髋关节,包括整个会阴部[1,2]。

(2)肛瘘和肛周脓肿 MRI 表现:活动性瘘管在 T_1WI 序列上呈低信号,T_2WI 序列上根据含液体的多少为高或稍高信号,静脉注射对比剂后瘘管可见强化,并可追踪瘘管并发现通入直肠、肛管壁的内口(图 2-1)。脓腔则由脓腔壁及里面的脓液和(或)空气组成,往往和瘘管相通,脓液在 T_1WI 序列上为低信号,T_2WI 序列上呈高信号,增强后无明显强化。

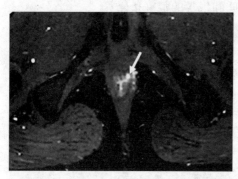

图 2-1 T_1WI 抑脂增强斜横断位图像示左侧括约肌间截石位 2 点的瘘管内口(↑)

如果脓腔内含气体,则在各序列上呈低信号。脓腔壁呈等或稍高信号,增强后可见明显强化(图 2-2)。

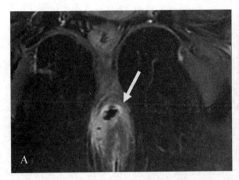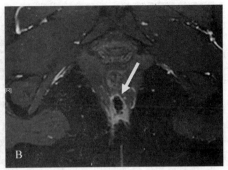

图2-2 T₁WI抑脂增强图像示括约肌间截石位5~7点脓腔(↑)

A. 斜冠状位;B. 斜横断位

如果瘘管愈合,则 T_2WI 序列上高信号的炎性组织为纤维组织替代变为低信号。非活动性或愈合瘘管 T_1WI、T_2WI 和 DWI 序列上均可表现为低信号管道,增强后无明显强化。因此,根据增强后有无强化可判断病灶是否处于活动期。T_2WI 低信号与增强后无强化往往同步(图2-3),最终这些病灶会愈合。

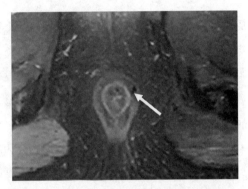

图2-3 T₂WI抑脂增强斜横断位图像示左侧括约肌间截石位2点的纤维化瘘管(↑)

(3)肛瘘分型:基于解剖学和影像学的肛瘘分型既要符合病变的形态学,报告的一致性要高,又要加强放射科、肛肠外科和内科医生之间的联系,因此曙光医院常将两种肛瘘分型及分级联合使用。

1)单纯性和复杂性肛瘘:单纯性肛瘘只有一支瘘管,没有分支,直接连接肛管或直肠壁上的内口和皮肤表面的外口。窦道指的是只与一端的上皮结构(如肛管壁)相通的管道;另一端为盲端时,也称之为盲瘘。如果只有内口,无外口,称为内瘘。

符合下列任意一条即可诊断为复杂性肛瘘:① 高位肛瘘,包括高位括约肌间、高位经括约肌、括约肌外及括约肌上肛瘘;② 多个内口、瘘管或外口;③ 肛瘘伴有肛周脓肿、分支、肛门狭窄和内镜证实有活动性肛肠疾病(如直肠

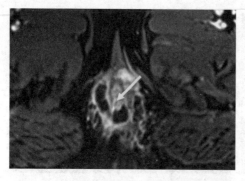

图 2-4 T$_1$WI 抑脂增强斜横断位图像示括约肌间截石位 4~10 点马蹄形脓腔，截石位 6~7 点肛管壁见内口(↑)

炎)。这些分支、脓腔可由主瘘管任何部位发出,经常在坐骨直肠窝和括约肌间隙内延伸和发展。其中马蹄形肛瘘(脓腔)是一种由主瘘管衍生双向包绕肛管直肠和周围结构的分支,可位于肛管直肠壁黏膜下、括约肌间隙内,也可位于肛提肌和直肠壁之间(图 2-4)。马蹄形肛瘘及周围的炎性病变会损坏括约肌复合体结构,使之形成瘢痕,或向后延伸至肛周后部肌群及皮下,或向上延伸至肛提肌上直肠周围,如果范围很广、程度严重,会引起蜂窝织炎,甚至是坏死性筋膜炎。

复杂性肛瘘较单纯性肛瘘治疗后复发率明显为高。肛提肌上或肛管直肠后深间隙的脓肿在体格检查时更容易漏诊,因此 MRI 检查在尽可能发现这些病灶方面甚为重要。

2) St. James 大学医院肛瘘分级[3]: St. James 大学医院肛瘘分级详细内容见表 2-1、图 2-5~图 2-9。该分级主要以 Park's 分型为基础并结合盆底解剖。该分级系统一共有 5 级,重点描述主瘘管、分支及脓腔情况。

表 2-1 St. James 大学医院肛瘘分级

分级	描述
0	正常
1	单纯线样括约肌间型
2	括约肌间肛瘘伴括约肌间脓腔或分支形成型
3	经括约肌型
4	经括约肌型肛瘘伴坐骨直肠窝或坐骨直肠窝脓腔或分支形成
5	肛提肌上或经肛提肌疾病

通常,为使患者和临床医师对疾病的严重程度有所区分,我们会在 St. James 大学医院肛瘘分级基础上,再根据是否为复杂性肛瘘或脓肿及病变位置高低(肛管直肠环上或下),书写报告和做出诊断。

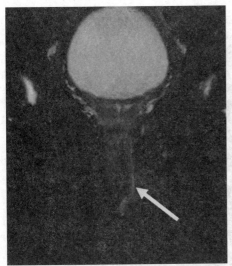

图 2 - 5　T₂WI 抑脂斜冠状位图像示单纯
　　　　线样括约肌间型肛瘘(↑)

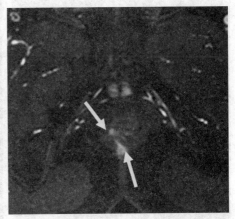

图 2 - 6　T₁WI 抑脂增强斜横断位图像示括
　　　　约肌间肛瘘伴括约肌间脓腔或
　　　　分支形成型肛瘘(↑)

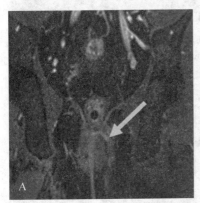

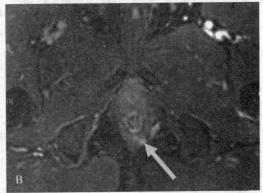

图 2 - 7　T₁WI 抑脂增强图像示经括约肌型肛瘘(↑)

A. 斜冠状位;B. 斜横断位

　　(4) 肛周脓肿分型:肛腺感染后,通常会形成括约肌间隙内脓肿。如果不及时干预,脓肿随着病情发展可分成 3 种:① 向下通向皮肤形成皮下脓肿;② 向侧方穿过外括约肌形成坐骨直肠窝脓肿;③ 向上或向外形成肛提肌上或坐骨直肠窝脓肿。还有一种特殊类型脓腔,即前面提到的马蹄形脓腔,主要源于后部中线的肛腺感染,肛尾韧带限制脓肿向下方发展而形成。

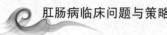

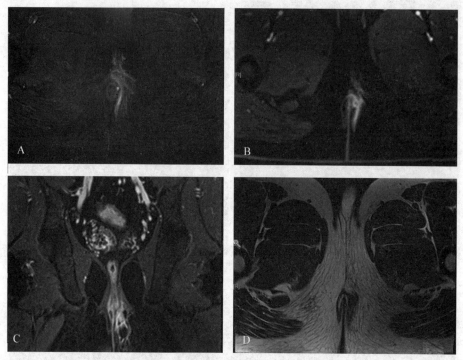

图2-8 MRI图像示经括约肌型肛瘘伴坐骨直肠窝或坐骨直肠窝脓腔或分支形成

A. T_2WI抑脂斜横断位；B. T_1WI抑脂增强斜横断位；C. T_1WI抑脂增强斜冠状位；D. T_1WI斜横断位

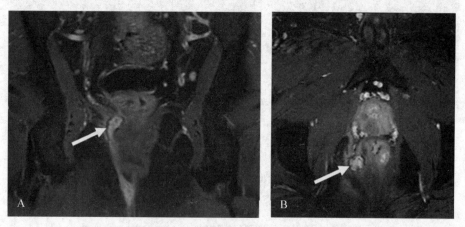

图2-9 T_1WI抑脂增强图像示肛提肌上或经肛提肌疾病(↑)

A. 冠状位；B. 横断位

（5）MRI 的有效阅片方法：肛周 MRI 检查的每个序列对肛瘘的阅片都有用途，因此根据每个序列所观察的要点分别仔细翻阅图像有利于快速、有效地对肛瘘做出诊断描述。

使用的第一个序列是 T_2WI 抑脂斜横断位，该序列上可以发现高信号的炎性瘘管。一旦瘘管被诊断，就需沿着肛管和直肠寻找内口，并对内口位置、数目进行描述。该序列还有利于发现分支。分支与主瘘管影像学表现往往相同，但通常较主瘘管小而细短。若发现分支，需详细描述分支数目、形态、走行和从主瘘管发出的位置，同时还需观察分支是否与肛管或直肠壁相通而形成内口。有时，瘘管内气体充盈，于 T_1WI 和 T_2WI 图像上为低信号。T_1WI 抑脂增强序列则非常重要，可以用于观察脓腔情况，并将需引流的脓腔和引流后的脓腔区分开来，后者腔内含气。粗大的瘘管由于管腔里充满肉芽组织增强后可见明显强化。有时，强化血管容易和强化瘘管混淆，此时需仔细甄别以免误诊。

（6）克罗恩病合并肛瘘：克罗恩病（Crohn's disease）合并肛瘘具有一定特征性。例如，病变复杂，瘘管位置较高，可含多个分支。其脓肿位置多变，可位于括约肌间（马蹄形脓肿），坐骨直肠窝或括约肌上、髂窝，也可位于会阴部。其皮下特征为肛周、臀部、会阴部（阴唇、阴囊）、腹股沟甚至下腹部的皮下软组织感染，可以与肠道连续或独立于肠道之外。病变处皮肤增厚、软组织肿胀、增强后强化。临床上，阅克罗恩病患者片时需要仔细观察肛管、直肠与会阴部区域，判断有无直肠阴道瘘或肛管阴道瘘形成，尤其是瘘管为等、低信号的时候。如果体部线圈横断位图像上没有发现直肠阴道瘘，可能需要进一步使用信噪比和分辨率更高的肛管直肠内置线圈进行成像。

综上所述，MRI 检查对肛瘘和肛周脓肿的外科判断极具价值，尤其是复杂性肛瘘，MRI 检查可作为肛瘘诊断和随访的金标准。

2. 其他常见肛周疾病的 MRI 表现

（1）藏毛窦：发生于骶尾部臀沟软组织内急性或慢性窦道，因腔内含有毛发成分，故取名为藏毛窦。临床表现为骶尾部反复发作的脓肿。深部脓腔、潮湿、细菌、碎屑和反复摩擦共同作用从而造成尾骨皮肤及皮下经久不愈的感染。临床表现为疼痛和分泌物，但往往于发作前症状不明显。急性脓肿期，可自行破溃为一个或多个窦道，严重者甚至形成蜂窝织炎。

　　如果仅为炎症,MRI 检查表现为骶尾部臀缝处皮下局限性 T_1WI 低、T_2WI 抑脂高信号影,边缘模糊,增强后可见明显强化。若有脓肿形成,可表现为病灶内类圆形囊性灶,增强后囊壁强化,内容物无明显强化(图 2-10)。藏毛窦与肛瘘重要鉴别点在于藏毛窦仅局限于骶尾部皮下,通常不通入肛内和损伤肛周肌群。

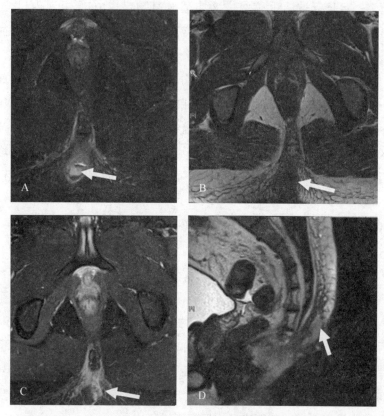

图 2-10　MRI 图像示尾骨后方皮下藏毛窦脓肿伴周围软组织炎症(↑)

A. T_2WI 抑脂斜横断位;B. T_1WI 斜横断位;C. T_1WI 抑脂增强斜横断位;D. T_2WI 矢状位

　　(2) 直肠炎:直肠炎常为克罗恩病或溃疡性结肠炎的合并症。MRI 表现为直肠壁均匀增厚,其中 T_2WI 图像上肠壁信号增高及肠周液体积聚,T_1WI 抑脂增强图像上肠壁明显均匀强化,直肠系膜增厚,肠周脂肪间隙模糊,肠周血管增多(梳状征)和肠周淋巴结增大(通常短径小于 1 cm,如果短径大于 1 cm 需结合临床排除转移性淋巴结或淋巴瘤)(图 2-11)[4]。由于直肠炎是克罗恩病常见表现之一,因此 MRI 提示有直肠炎时需警惕,仔细观察肛周结

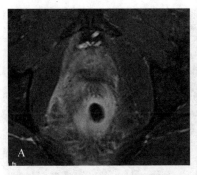 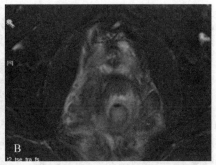

图 2－11　MRI 图像示高位截石位 5~7 点直肠后方脓肿伴直肠炎
A. T$_1$WI 抑脂增强斜横断位；B. T$_2$WI 抑脂斜横断位
B 图表现为肠壁增厚、增强后明显强化，肠周脂肪间隙模糊和少许积液，血管增多

构，判断有无瘘管和脓腔，以及是否与直肠、肛管壁相通，必要时行增强小肠 CT 检查观察小肠有无病变及病变范围、程度（图 2－12）。

（3）疖：即毛囊炎，为出现在肛周或会阴部皮肤的局限性炎症性改变，局部可出现红、肿、热、痛，溃破后容易误诊为肛瘘外口，但临床体检未及硬索通入肛内。MRI 表现为皮下脂肪组织内小类圆形或类椭圆形的 T$_1$WI 低、T$_2$WI 抑脂高信号影，边缘光整，增强后可见明显强化，周围有时可见炎性渗出改变

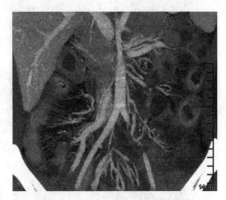

图 2－12　小肠 CT 增强冠状位重组图像示克罗恩病
图上表现为范围较广的小肠肠壁增厚、明显强化，肠腔狭窄和扩张交替，肠周脂肪间隙模糊，血管增多（梳状征）和多发小淋巴结

（图 2－13）。与肛瘘重要的鉴别点为疖仅局限于皮肤，一般情况下不损害肛周肌群。

（4）肛管癌和直肠癌：临床表现可为疼痛、便血、肿胀、瘙痒和异常分泌物。例如，出现肛门失禁、盆底疼痛和直肠—阴道瘘则提示病变向肠外侵犯可能大。位置较低的肛管癌常呈恶性表现，往往浸润性生长。MRI 检查表现为肠腔偏心性狭窄，肠壁不规则增厚伴 DWI 信号增高，增强后明显不均匀强化。如果向肠外生长，则肠周脂肪间隙模糊，肛门括约肌复合体易被侵犯，周围有时可以见到短径大于 1.5 cm 的淋巴结（图 2－14）。

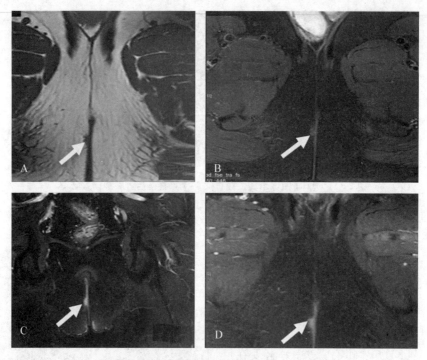

图 2 - 13　MRI 图像示右侧肛门皮下疝(↑)

A. T$_1$WI 斜横断位;B. 质子加权抑脂斜横断位;C. T$_1$WI 抑脂增强斜冠状位;
D. T$_1$WI 抑脂增强斜横断位

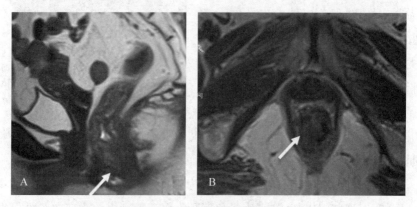

图 2 - 14　MRI 图像示肛管癌(↑)

A. T$_2$WI 斜矢状位;B. T$_2$WI 斜横断位

(5)痔:患者因便血来就诊的重要疾病之一。MRI 平扫序列上不太容易发现,偶尔在 T$_2$WI 抑脂图像上于肛缘水平或上下表现为稍高信号,增强后以肛缘水平上下明显迂曲强化血管为其重要特征(图 2 - 15)。

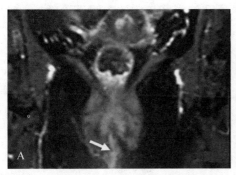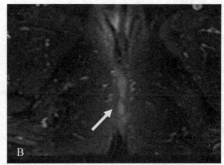

图 2-15　T₁WI 抑脂增强图像示痔(↑)

A. 斜冠状位；B. 斜横断位

（6）肛裂：患者因便后肛门疼痛或便后肛门滴血为主诉。由于大多数肛裂仅累及黏膜层，MRI 检查不太容易显示，故不再详细描述。

3. 基于 3T MRI 的肛瘘增强 MRI 三维成像和直肠球囊导管肛周 MR 增强成像

这两种方法属于曙光医院放射科肛瘘相关的特殊检查。前者采用更薄的扫描层厚，有利于内口、细小分支的显示及判断是否有肛管、直肠黏膜下瘘等的情况；后者对复杂性肛瘘内口显示及瘘管与括约肌间关系的显示尤为重要[5]。曙光医院放射科在东院专门安排了肛瘘的 MRI 读片专家门诊，有助于肛瘘的早期诊断、术前评估和术后随访。

参考文献

［1］ Steve H, Jaap S. Imaging of fistula in ano 1［J］. Radiology, 2006,239(1): 18-33.

［2］ Sheedy S P, Bruining D H, Dozois E J,et al. MR imaging of perianal Crohn's disease ［J］. Radiology, 2017,282(3): 628-645.

［3］ Morris J, Spencer J A, Ambrose N S. MR imaging classification of perianal fistulas and its implications for patient management ［J］. Radiographics, 2000, 20 (3): 623-635, discussion 635-637.

［4］ Tutein Nolthenius C J, Bipat S, Mearadji B,et al. MRI characteristics of proctitis in Crohn's disease on perianal MRI ［J］. Abdominal Radiology, 2016, 41 (10): 1918-1930.

［5］ Zhan S, Yang S, Lin J, et al. Use of a balloon rectal catheter in magnetic resonance imaging of complex anal fistula to improve detection of internal openings［J］. Journal of Computer Assisted Tomography,2016,40(4): 543-550.

第 2 问　如何解读肠镜报告中的术语及结直肠息肉的内镜下诊断?

　　一张合格的肠镜报告一般配有 4 张或以上的内镜图像,然后附有具体的描述及最终的诊断结果,有时会注明是否取病理活检及活检部位和数量。那么,具体如何解读肠镜报告中的术语及结直肠息肉的内镜下诊断呢?

【冯卓解答】

1. 息肉的肉眼形态分类

肠镜报告中对于息肉分型最常用的是肉眼形态分型。值得注意的是,形态学分型并不是根据息肉的组织学类型分型,而是息肉的外形。目前国内通常采用以下三种形态分型。

　　(1) 山田分类法:有蒂型(山田Ⅳ型)、亚蒂型(山田Ⅲ型)、无蒂型(山田Ⅰ型或山田Ⅱ型),具体见图 2-16。

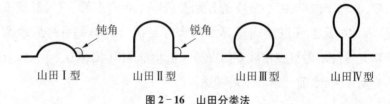

图 2-16　山田分类法

　　(2) 巴黎分型法:该法是目前国际上通用的分类方法,也是目前曙光医院消化内镜中心统一采用的分型方法。根据息肉的形态分为Ⅰ型和Ⅱ型,其中Ⅰ型和山田分类法类似,可分为 Ip 型(有蒂型)、Is 型(广基型)和 Isp 型(压蒂型);Ⅱ型作为山田分类法里未出现的平坦型息肉的分类,分为Ⅱa、Ⅱb、Ⅱc及Ⅱa+Ⅱc 等亚型。

　　(3) Borrmann 分型法:对于进展期的大肠癌,肉眼分型建议使用 Borrmann 分型法,分为 4 个亚型,其中 1 型为隆起型,2 型为溃疡型(有边界),3 型是溃疡型(无明显边界),4 型是弥漫型。

2. 判断息肉性质和浸润深度

曙光医院消化内镜中心针对大肠息肉的性质和浸润深度判断,统一采用目前日本最主流的两种方法,可以做出与病理结果高度相符的镜下诊断结果。

（1）窄带成像技术（narrow band imaging，NBI）：它是利用滤光器过滤掉大部分的光谱，仅留下 415 nm 和 540 nm 光谱用于诊断消化道疾病的光学染色技术。应用放大内镜结合 NBI（M - NBI）可以非常清晰地观察到消化道黏膜表面的微结构和血管构造。对于所呈现出的血管模式的分型，可采用日本 NBI 专家团队（Japanese NBI Expert Team，JNET）分型法。

（2）色素染色法：用靛胭脂（0.4%）喷射染色，利用重力沉积在肠黏膜表面腺管小凹内表现出不同开口类型，从而进行观察，判断肿瘤性质，故称为色素染色法。采用日本工藤进英教授提出的工藤分型法，也是目前最经典的腺管开口的分型方法。

通过以上两种方法，对于大肠息肉的性质（是否是肿瘤性）和浸润深度可以作出较为精准的镜下诊断。

第 3 问　结直肠息肉的内镜下治疗方法及术后注意事项有哪些？

内镜下结直肠息肉的切除术系非外科剖腹性切除，是内镜诊断与治疗技术上的重大发展，结直肠中任何小的息肉都有发生癌变的可能，因而所有内镜下可看见的息肉都应尽早在内镜下切除。常用的内镜下结直肠息肉切除方法有活检摘除术、氩气烧灼术、圈套器电切术、套扎电切术、冷切除术、黏膜切除术（endoscopic mucosal resection，EMR）、黏膜下层剥离术（endoscopic submucosal dissection，ESD）等。那么这些方法在什么情况下使用？术后注意些什么呢？

【冯单解答】

1. 解剖学特点

了解结直肠的解剖学特点，有助于有效地预防和避免内镜下治疗时最常见和最严重的并发症，如出血和穿孔的发生。

（1）结直肠全长约 150 cm，排净粪便及气体时长度可缩短为 70~90 cm。肠腔内直径为 5~8 cm。盲肠最粗，直肠壶腹部次之，乙状结肠移行部最细。升结肠、降结肠、直肠下段为腹膜间位器官，位置固定。横结肠、乙状结肠为腹膜内位脏器，位置不固定，移动幅度大，游离于腹腔内。内镜操作难度视结直肠管腔大小、肠壁固定与否而定,整体难度较食管容易,较胃腔困难。乙状结肠的内镜操作宜小心谨慎。

（2）肠壁由黏膜层、黏膜下层、肌层和浆膜层四层组织构成。黏膜皱襞多而大。盲肠部位腔大,肠壁最薄,此处内镜下息肉切除时应特别注意,防止肠穿孔。肛柱附近血管网丰富,可伴有内痔。

2. 适应证与禁忌证

（1）适应证:纵使小的息肉也可能因为是肿瘤性的而有发生癌变的可能,所有腺瘤无论大小都应尽早切除。内镜下息肉切除适用于所有内镜可达部位的各种息肉。按照目前的内镜技术,只要肿瘤的浸润深度不超过黏膜下 1 000 μm,在理论上都可以在内镜下进行完整的切除和剥离。尤其针对低位直肠良性肿瘤的患者,以前只能通过外科造瘘术或者直肠全系膜切除术（total mesorectal excision, TEM）进行切除。但以上两者无论在术后生活质量上,还是肿瘤复发率上都十分不理想,而内镜下的 ESD 术却能较好地解决以上问题,在保证患者器官完整的前提下完整地剥离病变组织,且具有较低的复发率,同时患者的经济和身体负担都大大减小。即使肿瘤复发,再度行内镜下手术的代价也相对外科手术要低得多,也使患者更加容易接受。

（2）禁忌证:一般情况下进展期大肠癌和黏膜下深度浸润（超过黏膜下 1 000 μm）的肿瘤不适用于内镜下切除,但对于不能行外科手术时亦适用于内镜下治疗,是一种姑息性的有效的可提高生存质量的治疗方法。禁忌证的确定不仅取决于内镜医生的素质、能力和经验,很大程度上还取决于患者的一般情况（如年龄、心肺功能状态）,是否有凝血障碍疾病,是否有严重的糖尿病,息肉的特点（如位置、大小、有无蒂、蒂的粗细、息肉的数量）,以及清洁胃肠道用什么药物等情况和因素。对已安装心脏起搏器者忌用内镜下高频电切术。

3. 术前准备

（1）确定诊断:术前明确病变的部位、大小及形态（包括白光、NBI 及色素染色照片）,部分病变组织的活检病理学报告（特别是对肉眼内镜下诊断不清的息肉、微小病灶）。术前诊断有助于了解病灶的大小、形态特点、位置,以及估计治疗的方法选择、治疗的难度和可能出现的并发症,并使术者有足够的技术准备和思想准备。

（2）凝血功能检查:进行内镜下治疗前原则上应完成凝血功能的系统检

查,以便于对术后出血的控制。针对长期服用阿司匹林、硫酸氢氯吡咯雷片等抗凝药的患者,根据息肉大小停药1~2周后再行切除治疗。

(3)告知患者病情并与患者家属谈话、签字:内镜治疗不同于普通的内镜检查,消化道任何部位病变的切除都会有发生溃疡、出血、穿孔或其他并发症的可能,甚至有生命危险。并发症的发生不仅可能由于技术错误造成,也可能由于病变本身特点(如病变已侵透肠壁全层或已侵蚀较大血管,术前对其估计不足)而造成。这些可能性在术前必须向患者及家属讲清楚,并征得同意,进行书面签字。

(4)肠道准备:内镜治疗术前准备与普通结肠镜清洁肠道用药不同,不能口服甘露醇或者用甘油灌肠,一般使用复方聚乙二醇进行肠道准备。

(5)术前提交诊断材料:术前应将确定诊断的结肠镜报告单、息肉活组织细胞学报告单、影像图片单交给内镜手术医生以便确定准确的内镜手术方案。

(6)其他:做好一切准备,防患于未然。液体、各种抢救用药及运输设备,皆应有所准备。对于特殊及困难病例,应事先与外科联系,必要时请求协助或请外科医生共同参与双镜联合切除。

4. 结直肠息肉的内镜下治疗术

(1)活检摘除术:适用于0.5 cm以下的广基息肉,采用活检钳直接摘除即可,若一次未摘除干净,可多次摘除,是最基本的内镜下息肉治疗方法。摘除后创面喷洒1∶10 000的肾上腺素溶液少许,视无活动性出血即结束治疗,也可以用金属夹夹闭创面止血。

(2)冷切除法:适用于1 cm以下的广基息肉,采用圈套器在不通高频电的情况下直接勒除息肉。该方法快捷、安全,也是目前日本比较流行的小息肉摘除方法。术后创面喷洒1∶10 000的肾上腺素溶液少许,视无活动性出血即结束治疗,也可以用金属夹夹闭创面止血。

(3)氩气烧灼术:适用于多发性0.5 cm左右的广基息肉,采用氩气发射装置的氩气对息肉直接进行灼烧的方法。该方法方便、快捷,注意的是氩气烧灼术虽然比较安全,但避免烧灼时间过长,以免损伤肌层。

(4)圈套器电切法:适用于有蒂息肉的治疗方法。将圈套器直接圈套在息肉的根蒂部,采用高频电进行电凝、电切除的方法。对于蒂部较粗的息肉也可以先使用金属夹或尼龙绳套扎器先夹闭蒂部阻断血供之后,再予以圈套器电凝切除。建议采用电凝、电切的混合波来进行切除,减少术中、术后出血的风险(图 2－17)。

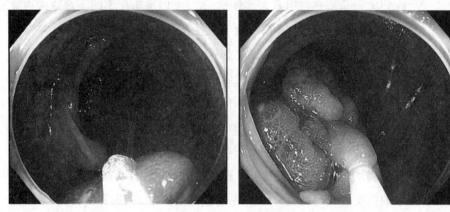

图 2－17　圈套器电切法

(5) 黏膜切除术: 适用于扁平息肉,在息肉基底黏膜下注射,使息肉充分抬举后,采用圈套器进行电切除的方法。术后需要使用金属夹夹闭创面(图 2－18)。

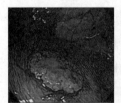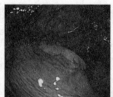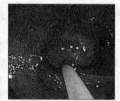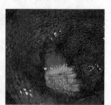

图 2－18　黏膜切除术

(6) 简易 ESD(hybrid － ESD): 适用于 2 cm 之内的广基或平坦息肉。黏膜下注射后使用电刀将息肉周围黏膜作全周切开,再用圈套器进行高频电切除的手术方法。这是在黏膜切除术的基础上改进的方法,能保证将较为平坦的息肉完整切除。

(7) 黏膜下层剥离术: 是内镜下息肉切除的最高级别术式。适用于 2 cm以上广基、隆起或平坦的病变,黏膜下注射后使用电刀进行黏膜切开,黏膜下剥离、止血,并最终完整剥离病变的手术方法。该术式具有一次性切除较大病变,病理标本完整,术后恢复快等优势。但是由于操作难度较大,容易发生出血及穿孔等并发症,故为内镜下4级手术技术,需经验丰富的高级别医生方能完成(图2-19)。

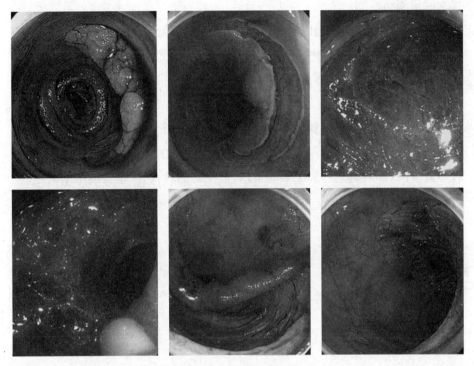

图2-19 黏膜下层剥离术

5. 息肉治疗后健康指导

(1)内镜治疗后当天应禁食并尽量卧床,有利于黏膜修复,避免迟发性穿孔等并发症。例如,黏膜下层剥离术术后应根据主刀医生的意见延长禁食及卧床时间。

(2)术后1周内尽量少吃或不吃粗纤维食物,半个月内不做剧烈运动,不乘坐飞机。术后1周进行复诊,观察病理组织学的结果,并选择适当的后续治疗方案和随访计划。

(3)术后应在1年左右复查肠镜,若复查未发现新生息肉,则可将肠镜复查周期改为2年一次,否则仍需每年复查肠镜。黏膜下层剥离术术后患者应根据病理结果和主诊医生意见在术后3个月或半年进行复查,防止肿瘤复发。

(4)保持稳定情绪,应尽量避免精神激动,保持心情愉快,以积极乐观的态度配合各项治疗和护理,以尽快康复。

(5) 养成良好的饮食习惯,饮食多样化;进食要定时定量,不可过饥过饱;进食时须细嚼慢咽。

(6) 发挥食物中抗癌因素的作用。维生素、微量元素、纤维素是食物防癌"三要素",尽量保持食物中的"三要素"。还应不吸烟,不酗酒,不偏食,不暴食,不吃霉变食物,少吃熏、硝(红色肉)、腌、泡和过烫、过咸、过冷、过硬食物,多吃新鲜蔬菜和水果。

(7) 腹胀患者,宜少食多餐,避免进食引起腹胀的食物,如芋头、土豆、莲藕、地瓜等高淀粉食物。胃酸多者不宜吃含糖及蛋白质过高的食物;胃酸低者宜多食瘦肉、禽肉、鱼类、奶类等高蛋白、低脂肪的饮食,少量食醋帮助消化,促进食欲。

第三章　痔

第 1 问 如何理解"因而饱食,筋脉横解,肠澼为痔"?

　　痔是肛肠科常见病、多发病。古今医家对痔的病因病机的认识存在着较大差异,现代痔的病因病机以静脉曲张学说、血管新生学说和肛垫下移学说为主要内容,属于局部血液循环障碍类疾病。而古代痔的病因病机论述中最经典的是"因而饱食,筋脉横解,肠澼为痔"。该论述内涵对进一步理解痔病的概念、病因病机及治疗有着重要意义。那么,如何理解该论述呢?

　　【唐诚解答】 "因而饱食,筋脉横解,肠澼为痔"出自《素问·生气通天论》。"因而饱食",是痔的病因,意为过饱可损伤肠胃。《素问·痹论》曰:"饮食自倍,肠胃乃伤。"

　　"筋脉横解"。"筋"即筋膜,附着于骨而聚于关节,是连结关节肌肉的一种组织。"脉"者,血之府也。筋、脉是两种不同性质的组织。"横"即横逆,谓其筋膜拘急挛缩,是筋的病变。"解"即懈怠、松弛,血脉因瘀血积聚而懈怠松弛,是脉的病变。分布于肛门直肠的筋、脉既各司其职,又互相联系,共同维系着肛门直肠的正常功能。一方面,筋、脉围绕肛管直肠,对肛管直肠的组织起一定的固定和支撑作用,保证肛管直肠的血液供应,使机体化生的精微物质通过脉道而到达肛门直肠;另一方面,血脉的精微物质滋养着筋膜,使筋膜收缩有力,舒张有致。病理情况下,筋膜缺乏精气和血液的温煦、滋养,则表现为拘急挛缩、伸缩不利的病变。筋膜拘急挛缩则影响血脉的通畅,经脉因瘀血积聚而懈怠松弛滑脱,出现便血、肿痛、脱出的病变。痔的发病正是基于筋、脉两方面的病变。正如《东医宝鉴》认为："盖膀胱筋脉抵腰络肾贯臀走肝环前后二阴,故痔乃筋脉病[1]。"

"肠澼为痔"。"澼",《辞海》释为漂洗声。《中医字典》对"肠澼"有两种解释:一为"痢疾"之古称,二为"便血"之意。"痔",古今概念又有很大的差异。现代痔的概念以静脉曲张学说、血管新生学说和肛垫下移学说为主要内容,属于局部血液循环障碍类疾病。古代痔的概念辨析方法有两种:从痔的形体结构分析和从痔的语言环境分析[2]。前者概括起来有两种观点:一种是以"峙"解痔,一种是以"蛊"解痔。《中医百病名源考》:"痔之为言,峙也。峙者,山之高耸及水中土丘之谓也。"古人取类比象,以"峙"为痔,以此来看痔的本义应该是肛门部的突出物。《释名》曰:"痔,食也,虫食之也。"提出痔源于虫食的痔病因说。篆书中的"痔"与"蛊"形体结构相似,"蛊"有"虫"义,故有学者以"蛊"为"痔",认为痔的本义是虫食肛门便血。从痔的语言环境分析,从最早的《山海经》中"痔"病名的提出,到《五十二病方》中的四痔分类,《诸病源候论》中的七痔,再到后世的五痔、二十五痔、七十二痔,痔的病名、内涵在不断演变。《诸病源候论》中记载的七痔——牡痔、牝痔、脉痔、肠痔、血痔、酒痔、气痔,对后世影响颇深。根据症候描述与现今肛肠病对应看,牡痔、牝痔、肠痔为肛周脓肿或肛瘘,脉痔、酒痔为肛周湿疹或肛周脓肿溃破,气痔为嵌顿痔[3]等。故"肠澼为痔"可以有多种理解,其一,从临床表现方面理解,痔是一种以肛门有物突起、便血为主要症状的疾病;其二,从病因和病名演变方面理解,痔可以演变为瘘,如《医宗金鉴》云:"痔疮形名亦多般,不外风湿燥热源,肛门内外俱可发,溃久成漏最难痊。"久泻久痢则可形成痔瘘一类疾病。

"因而饱食,筋脉横解,肠澼为痔"指出了痔的病因、病机和发病的主要环节,强调饮食不节是痔发病的诱因。痔是以肛门有物突起、便血为主要症状的肛肠局部筋、脉的病变,可以演变为瘘,久泻久痢则可形成痔瘘一类疾病。

参考文献

[1] 黄德铨,贺平,杨怡,等.《内经》"筋脉横解"之我见[J].四川中医,2000,18(5):7,8.

[2] 张飞春.古今痔概念溯源及辨析[J].中国中医基础医学杂志,2017,23(1):15-17,43.

[3] 王立柱.痔及五痔古今认识辨析[J].山西中医,2009,25(10):60,61.

【仇菲解答】 痔,古代有三种含义,广义指人体孔窍中有小肉突起者。如《医学纲目》中说:"在人九窍中,凡有小肉突出者皆为痔,不独生于肛门边。"狭义指肛肠疾病的总称。《神农本草经》首次提出五痔病名,《诸病源候论》详细记载了五痔内容:"牡痔候,肛边生鼠乳,出在外者,时时出脓血者是也;牝痔候,肛边肿,生疮而出血者,牝痔也;脉痔候,肛边生疮,痒而复痛,出血者,脉痔也;肠痔候,肛边肿核痛,发寒热而血出者,肠痔也;血痔候,因便而清血随出者,血痔也。"根据描述,可知牡痔可能为肛瘘,牝痔可能为肛周脓肿,脉痔可能为肛周湿疹或脓肿溃破,肠痔可能为血栓性外痔或肛周脓肿,血痔可能为内痔出血。故这里的痔是肛肠疾病的统称。另一种狭义的痔,专指痔疮。《外科大成》中说:"内外痔,肛门内外皆有,遇大便即出血疼痛。"指出了内外痔出血、疼痛的特征。

"因而饱食,筋脉横解,肠澼为痔"高度概括了痔的病机。

"筋",《说文解字》曰:"筋,肉之力也。"筋是肌肉的力量来源。《素问·五脏生成论》说:"诸筋者皆属于节。"说明人体的筋都附着于骨,大筋联络关节,小筋附于骨外,主要功能为连属关节,络缀形体。《诸病源流犀烛》说:"筋者,肝之合。按人身之筋,到处皆有,纵横无算。"综上,筋为连属关节、肌肉,络缀形体的一种结构,具有联络、支撑的作用。"脉",《说文解字》曰:"血理分衺行体者。"血液根据身体分流在全身的血流网络,是血液运行的通道。"横",《说文解字》曰:"横,阑木也。从木,黄声。"引申为纵横交错,阻塞不通。"解",《说文解字》曰:"刺也,从刀判牛角。"引申为破、裂之意。《黄帝内经素问注证发微》云:"苟因所食太饱,至于肠胃填满,筋脉横懈而不属,其肠日常澼积,渐出肛门而为痔。"此处解通懈、松弛之意。"筋脉横解",可以理解为筋解和脉横,即连结肛门肌肉血管的组织弛缓不收,支撑固摄作用减弱,这与目前的肛垫下移学说观点相类似;肛周血管纵横交错,阻塞不通,回流障碍,其与现代痔的静脉曲张学说观点一致[1]。

"澼",《康熙字典》注为"漂絮者、肠间水",《类经·疾病类五》曰:"病为肠澼,为痔,而下痢脓血也。"《素问直解》云:"肠澼为痔者,水谷之精,不荣筋脉,大肠积澼,湿热下注而为痔也。"由此可见,"肠澼"之义大体有三,一指痢疾,一指便血,一指通辟、辟积之意[2]。"肠澼为痔"既可以理解为痔疮以便血为主要症状,还可以理解为痔的发病机制为湿热秽浊之邪阻滞,气血积滞。全句可以理解为饱食致脾胃运化功能受损，或湿热内生，或精气失布不荣筋脉，使筋经弛缓，血管纵横交错，积于肠壁，形成以便血、肿物脱出为主要表现的疾病，即痔。

参考文献

［1］陈方林.浅析"筋脉横解，肠澼为痔"［J］.实用中医药杂志，2003，19（6）：327.

［2］金栋.《素问》"筋脉横解，肠澼为痔"辨析［J］.四川中医，2009，27（5）：51,52.

【杨巍解答】 "因而饱食，筋脉横解，肠澼为痔"指出了痔的病因、病机和发病的主要环节。"因而"，猝然、匆促之意。"饱者"，《说文解字》曰："厌也。"饱食谓之食之过，过而厌。"因而饱食"意为猝然饮食过量，暴饮暴食。饱食损伤脾胃，水谷精微失于运化，水反为湿，谷反为滞，致气血积滞，筋脉失养，筋经弛纵，收持无力，脉道迂曲，阻塞不通，发为痔病。相似的描述，如《黄帝内经素问校释》云："因过于饱食，中焦壅满，升降受阻，气血流通滞缓，而造成筋脉弛纵，收持无力。"《重广补注黄帝内经素问》云："甚饱则肠胃横满，肠胃满则筋脉懈而不属，故肠澼而为痔也。"马莳《黄帝内经素问注证发微》云："苟因所食太饱，至于肠胃填满，筋脉横懈而不属，其肠日常澼积，渐出肛门而为痔。盖以人之肠胃筋脉有度，故不可多食者如此。"以上都强调了痔由饮食不节引起，是肛肠局部筋、脉的病变。饮食不节导致脏腑功能失调，进而气血津液运化失常，气机升降失常，最后作用于肛肠局部，引起筋、脉的病变。

筋的生理特点是喜润恶燥，一旦缺少气血津液的滋养，多表现为拘急挛缩、放纵弛缓。筋的病变与肛垫下移学说相通。肛垫是齿状线上方宽 1.5~2.0 cm 的环状组织带，是肛管正常的解剖结构，即原来称为痔区的部分，在右前、右后和左侧形成厚而柔软且高度特化的血管性衬垫，简称肛垫。肛垫内含血管、平滑肌和弹力结缔组织，在协助括约肌维持肛管的正常闭合及精细控便等方面起着重要作用。肛垫下移学说认为肛垫的平滑肌随着年龄增长退行性变加重，扭曲松弛，自然断裂，肛垫下移，从而导致痔的发生[1]。基于肛垫下移学说，意大利著名肛肠专家 Dr.A.Longo 在 1998 年首先采用吻合器痔上黏膜环切术（PPH）治疗一些复杂的痔，如环状痔、严重脱垂痔、脱肛等。PPH 采用痔上黏膜环切吻合的方法，使肛垫上提复位，部分阻断痔组织供血，"断流、悬吊、减积、复位"，从而达到治疗的目的。PPH带来痔手术理念的革命性改变,临床疗效良好,也使得大家更信服了肛垫下移学说。然而肛垫下移学说尚不能解释诸如为什么有的痔疾患者仅表现出严重便血但无脱出、痔的低龄化患病等问题。

脉以通为顺,一旦气血阻滞,多出现瘀血、出血的病变,表现为便血、肿痛、痔核脱出。脉瘀血、出血的病变与静脉曲张学说一致。静脉曲张学说认为,痔是直肠黏膜下和肛管皮肤下痔静脉丛淤血、扩张和屈曲形成的柔软静脉团。该学说在切除的痔组织的病理切片中得到部分支持。显微镜下可以观察到静脉扩张、肛管壁萎缩,肛管壁的中层和外层弹性组织被纤维组织代替,肛管壁中有时有炎症细胞,管壁内外有血栓形成。电镜下也能观察到痔静脉丛曲张,有淤血存在,并且由于血管壁的通透性增高,间质组织水肿,静脉回流变差,导致动脉扩张。基于该理论,临床上常用静脉增强剂治疗痔出血、肿痛,并且大部分情况下疗效较显著。

"因而饱食"强调了饮食不节在痔的发病中的意义,"肠澼为痔"既说明痔的主要病机是气血积滞,又说明痔的主要症状为便血。病机与症状提供了预防痔的启示:改善饮食,调畅情志,劳作有度,规律排便。

"因而饱食,筋脉横解,肠澼为痔"是古人对痔病机的经典描述,指出了痔的病因、病机、典型症状,与后世认识痔的病因学说有许多相通之处,更是启发了我们针对痔的治疗和预防。

参考文献
[1] 唐淑敏.痔病因学说的讨论[J].现代中西医结合杂志,2006,15(1):119,124.

第2问　痔的老年患者应该如何选择合适的治疗方法?

老年患者因年龄高,常合并心脑血管等全身性疾病,治疗棘手,临床上该如何选择合适的治疗方法?

【张志君解答】
1. 老年患者的特点
老年患者随着年龄的增长,气血渐衰,经脉渐虚,脏腑功能日益减弱,机体抗病能力及自我修复能力明显低于中青年人，面对手术创伤的打击，各组织器官耐受程度降低，出现各种相关并发症的概率增加。另外，老年患者常合并心脑血管系统疾病、呼吸系统疾病、糖尿病等基础疾病，这在一定程度上加大了手术的风险，容易出现各种并发症。

老年患者的特点非常明显：① 易于加重，并发内痔脱出、嵌顿、出血及血栓等；② 很少为单纯的内痔，大多都是混合痔，并且外痔的部分多为皮赘样的结缔组织增生和静脉曲张。

2. 老年患者的治疗原则

针对老年患者，痔的治疗应中病即止，以缓解或消除痔的症状为原则，而非消除痔体本身，不可"见痔就治"。其治疗方法的选择，应根据患者的全身状况和痔的发病情况，进行"量体裁衣"，采取个体化治疗，确保在缓解痔的症状的同时，避免并发症的出现。手术方式选择应以微创为主，降低术后痛苦，减少术后并发症。

【陆宏解答】 治疗老年患者时，应以保守治疗为主，其目的是软化大便，减少出血，缓解疼痛，纠正不良的如厕习惯。多数情况下，痔发作的主要诱因是不良的饮食习惯和生活习惯，如果不能及时纠正，痔有可能长期反复发作。该方法适用于初次就诊，未经保守治疗者；全身状况较差，不能耐受手术者。

1. 补充纤维素，改变饮食和生活习惯

无论痔表现为哪一种发作形式，补充纤维素制剂都应作为其基础治疗，在有症状的治疗中，纤维素制剂可使患者长期收益[1]，被美国结直肠外科医师协会（American Society of Colon and Rectal Surgeons，ASCRS）强烈推荐。除了纤维素制剂之外，也可通过调整饮食习惯，增加富含纤维素成分食物的摄入，如粗粮、蔬菜水果等，同时应忌辛辣刺激食物，如酒类、海鲜、牛羊肉等。改变生活习惯，避免久站久坐久蹲，适当活动，促进胃肠蠕动。

另外，如厕时间的长短和痔的发生有着密切关系。因此，改变生活习惯，养成良好的排便习惯对痔的预防和治疗至关重要，如保持每日一次排便、每次排便不超过3分钟。

2. 中药辨证治疗

古代医家对痔的内治法的论述，以清、补、消三法作为指导原则，清热解毒以泻热,凉血活血以调营,行气散结以消肿,补益气血以升举,并根据痔的出血、便秘、肿痛、痔核脱出等主要临床表现运用了多种具体的治疗方法,老年患者的治疗亦不例外。

清法是运用寒凉的药物,清解内蕴之热毒的一类治疗方法,亦是古代医家治疗痔最为常用的方法。内痔初起便血或兼见便秘者,可用清热凉血祛风之法,如地榆散,用药多选槐花、大黄、枳壳、地榆、当归、防风、黄芩、荆芥等;痔核肿痛者,可用清热利湿消肿之法,如脏连丸,用药多选黄柏、黄连、槐子、枳壳、苦参、当归、黄芩、木香、厚朴等。

补法是用补养的药物,恢复其正气,助养其新生,"正气存内,邪不可干",人体正气充足,一可防病邪入侵,二可使邪怯而病愈。该法多用于痔出血日久之脾虚气陷证,以补气养血为要,可选用四君子汤、补中益气汤加减。

消法是适当采用行气活血化瘀的方法,以改善气血之运行,使瘀毒易解而肿痛易消兼以止血,适用于气血凝滞发为痔核而伴坠胀疼痛、便血者,气滞者宜宣气,血瘀者宜化瘀,代表方剂为止痛如神汤等。

3. 外治法

中医外治法有着悠久的历史,在痔的治疗中具有重要作用,最早在《五十二病方》中不仅有牡痔结扎切除的记载,还介绍了热熨法和熏洗法,后世医家在此基础上,提出枯痔、针灸、导引、熨敷等多种外治疗法,并且沿用至今。目前,常用的外治法包括中药熏洗、外敷、塞药等方法。

(1)中药熏洗法:用熏蒸和洗涤的方法,借助药力和热力直接作用于患处治疗疾病,熏洗相辅,祛逐邪毒,调和气血,可用于治疗内痔脱出、便血、疼痛、瘙痒等。

(2)外敷法:将药物直接涂擦于患处或间接敷于患处的治疗方法。该法药物多为膏剂或散剂。因该法方便操作,取效快捷,在痔病的治疗中运用广泛。

(3)塞药法:将药物制成各种栓剂塞入肛门内的治疗方法。栓剂在体温的作用下溶化,直接作用于患处局部,具有消肿化瘀、清热止痛止血的功效。

外治的各种方法可根据患者具体情况单独使用,或结合使用。同时,在痔的治疗中,应既注重整体又重视局部,内、外治配合运用,可取得更好疗效。

4. 静脉增强剂

静脉增强剂可高选择性增强静脉张力,增强静脉和淋巴回流,增加毛细血管通透性,改善微循环,缓解肛垫炎症水肿,适用于内痔便血、嵌顿,血栓外痔,炎性外痔等,可配合外治法同时运用。

5. 内痔硬化剂注射法

该法是将硬化剂注射于内痔,使痔组织产生无菌性炎症反应,进而引起黏膜下组织产生纤维化,是一种使痔的血流"阻而不断,塞而不死"的治疗方法[2],是国内外广泛采用的有效治疗方法。

该法适用于各期内痔和混合痔的内痔部分,具有"简、便、廉、验"的特点,对麻醉要求低,操作侵入性小,对老年患者,甚至合并全身疾病的患者亦可运用。

尽管硬化剂注射相对安全,但操作不当,可并发组织坏死、肛管直肠狭窄、前列腺损伤、阴道损伤、皮肤溃疡、过敏等。造成并发症的原因,与消毒不严格、药物浓度过高、注射部位过浅或过深、注射范围过大等因素有关。故当严格执行无菌操作概念,术后密切观察,防止并发症的发生[3]。

参考文献

[1] Alonso-coello P, Mills E, Heels-ansdell D, et al. Fiber for the treatment of hemorrhoids complications: a systematic review and Meta-analysis [R]. United States, 2006.
[2] 邵万金,朱秉宜.内痔硬化注射疗法[J].南京中医学院学报,1994,10(3):14,15.
[3] 张燕生,高晓光,代红雨,等.痔注射术后的常见并发症与防治[J].中国临床医生,2003,31(4):17,18.

【芦亚峰解答】 对保守治疗、非手术治疗无效,且病情严重影响患者生活质量者,可考虑手术治疗。老年患者应重视围术期合并症的处理、血栓栓塞及出血风险的评估,术前根据患者具体情况,与患者充分沟通,选择合适的手术方式,减少术后并发症的发生。

1. 围术期处理

因老年患者常合并心脑血管疾病、呼吸系统疾病及糖尿病等基础疾病,所以术前不仅要进行全面的检查及充分的准备,还应高度重视患者围术期合并症的处理。高血压患者应控制血压在合理范围,避免心脑血管意外发生;慢性阻塞性肺疾病患者术后可间断吸氧,提高血氧饱和度;糖尿病患者应将血糖控制在正常范围内;胃病患者应常规使用胃黏膜保护剂,防止应激性溃疡发生。在患者全身状况允许的条件下,结肠镜检查应作为手术前的常规检查,以排除肠道息肉、肿瘤等疾病的存在。

2. 血栓栓塞及出血风险评估

老年患者心脑血管疾病的发病率逐渐增加,长期服药,需要对患者血栓栓塞及出血风险进行综合评估,权衡利弊,寻找最佳平衡点,从而决定继续或停止抗栓治疗;而对于计划停止抗栓治疗的患者,还需要评估在停止抗栓治疗期间是否给予短期的桥接治疗[1]。有研究表明长期服用抗凝药的患者在术前及术后调整抗凝药治疗,进行痔切除术是可行的[2]。

常规建议采用内痔胶圈套扎术,胶圈套扎的原理是通过器械,将小型胶圈套入痔核的基底部,利用胶圈的弹性阻断内痔的血供,从而使痔核缺血、坏死、脱落,并使局部纤维化增生、瘢痕形成,从而达到使周围组织固定的目的。该方法适用于各期内痔及混合痔的内痔部分。因胶圈套扎操作简便,术后疼痛轻,即使复发后仍可重复套扎,因此对Ⅱ度内痔是个极佳的选择。

另外,胶圈套扎术可与其他方法结合运用。例如,胶圈套扎术与外痔剥离术相结合,可用于治疗混合痔,该法扩大了胶圈套扎术应用范围,减少传统手术损伤,降低术后痛苦。将胶圈套扎与硬化剂注射相结合,在治疗重度痔及预防术后迟发性出血方面,取得满意的临床疗效。

综上所述,老年患者的治疗,应根据具体情况制定个性化治疗方案。其治疗方案的选择,应与患者充分沟通,治疗目的应以缓解痔的症状为主,而非痔的切除,治疗方法的选择应考虑患者的全身情况。对保守治疗无效、选择手术治疗的患者,应充分重视围术期评估,尤其是血栓栓塞和出血风险评估,以确保手术安全。手术方法的选择,应在医患双方充分沟通的基础上,选择安全性高、疗效可靠的手术方法,并根据患者具体情况,制定最合适的手术方案。

参考文献

[1] 朱铁楠.围手术期出血风险评估及处理[J].中国实用内科杂志,2017,37(2):108-112.
[2] 林汉群,宋奇,闫俊辉.长期服用抗凝药物的患者接受痔切除术的临床研究[J].当代医学,2013,19(10):8,9.

第 3 问　孕期痔应如何诊治?

　　孕妇是痔的高发人群,有调查显示孕产期痔的患病率为56.75%,妊娠后期及产后1个月是高峰期,且患病率随年龄的增加呈上升趋势[1]。孕期痔的治疗不仅要考虑缓解痔的症状,还要保证胎儿安全,该如何选择合适的诊疗方法?

参考文献

[1] 赵卫东,韩庆丰,刘立敏,等. 孕产妇痔病的患病情况及危险因素调查研究 [J]. 中国当代医药, 2013, 20(11): 149,150,152.

【芦亚峰解答】

1. 孕期痔的发病原因

孕期特殊的生理特点导致了痔的高发生率。

(1) 孕后期子宫增大导致静脉压升高,同时增大的子宫在骨盆入口上方压迫下腔静脉,胎头在骨盆侧壁处压迫髂静脉,从而影响痔静脉回流,引起肛垫微循环发生调控障碍。

(2) 增大的子宫使腹压变大,加重盆底下降、肛垫下移,促使痔的形成或使原有的痔疮症状加重,内痔反复脱出常引起组织增生、水肿膨大逐渐发展而形成混合痔。

(3) 孕激素等妊娠激素使盆腔血管扩张,动脉血流增加,同时骨盆内的脏器组织及肛管直肠组织脆性增加,容易受到损伤,从而导致便血。

(4) 经阴道分娩者,在出现宫缩后,胎头通过真骨盆时胎头挤压肠管,造成直肠中下动脉血液回流障碍;第二产程中,产妇屏气用力时,直肠及肛管内压明显升高,阻碍了门静脉及下腔静脉的回流,造成肛垫微循环发生调控障碍。在胎头的直接挤压下,可见肛门扩张,内外括约肌被横向压扁、下移,肛管黏膜外翻致使肛垫的支持结构断裂及移位。

(5) 痔病史、产程的长短及婴儿出生体重也会对孕期痔的发生产生一定的影响[1]。

(6) Poskus等认为孕期便秘为孕期痔疮发生的独立因素[2],导致便秘风险的因素包括低纤维饮食,久坐的生活方式,液体摄入不足,卧床休息,以及服用有便秘副作用的药物,如孕期铁剂的补充会增加便秘的症状。施雯君等对妊娠期妇女功能性便秘的调查分析中发现多摄入蔬菜、水果和适当运动是妊娠期妇女功能性便秘的保护因素,而高学历、从事文职工作、辛辣食物摄入较多、常有精神紧张、情绪不好、孕早期有先兆流产史及孕前有便秘史是妊娠期妇女功能性便秘的危险因素[3]。

2. 孕期痔的诊断

孕期痔的诊断和非妊娠患者是一样的,直肠指检和肛门镜检查对孕妇及胎儿是安全的,应作为常规检查。孕期内应慎重进行内镜检查,但如果有便血引起贫血或血压下降等现象出现时,应行内镜检查以明确诊断[4]。

参考文献

[1] Freymond J M, Chautems R, Santa V, et al. Proctological emergencies in pregnant women[J]. Revue medicale suisse, 2018,14(614): 1394-1396.

[2] Poskus T, Buzinskiene D, Drasutiene G, et al. Haemorrhoids and anal fissures during pregnancy and after childbirth: a prospective cohort study[J]. BJOG: an international journal of obstetrics and gynaecology, 2014, 121(13): 1666-1671.

[3] 施雯君,马炜,方向明,等.妊娠期妇女功能性便秘调查分析[J].实用医院临床杂志,2017,14(3): 52-55.

[4] Avsar A F, Keskin H L. Haemorrhoids during pregnancy[J]. Journal of obstetrics and gynaecology, 2010, 30(3): 231-237.

【陆宏解答】 孕期痔的发作可引起内痔脱出嵌顿、便血、贫血和外痔肿痛等症状。孕期痔对治疗方法的选择更应慎重,应以减少诱发因素和缓解症状为目的[1],同时保证孕妇及胎儿安全,治疗方法的选择主要以保守治疗为主,包括纠正便秘、外用栓剂等。

1. 纠正便秘

避免便秘是预防孕期痔的重要方法。孕期便秘的治疗与一般人群的便秘相似,最基础的治疗方法是改变生活方式,增加液体和纤维素摄入量,适当活动,以及中医药治疗。生活方式的改变,液体和纤维素摄入量的增加,可改善大部分孕期妇女的便秘症状。孕期适当的舒缓运动,如散步、做体操等,可促进肠蠕动,缓解便秘。如果通过上述方式,便秘仍不能缓解,可考虑药物治疗。

药物治疗可选择纤维素制剂、乳果糖制剂等。《中国慢性便秘的诊治指南(2013)》分级治疗中,提出对便秘患者应先考虑用膳食纤维制剂治疗,纤维素可吸附大量水分,软化大便,同时具有良好的膨胀性,增加粪便重量和体积,可促进肠蠕动,缩短肠内容物在肠道内停留时间。也可选用缓泻剂,乳果糖属于渗透性缓泻剂,进入肠道后不会被吸收,所以不会影响胎儿生长发育,但可以改善孕期妇女粪便性状,增加排便频率。

中医辨证治疗对孕期便秘也有显著的治疗效果。孕期妇女脏腑、经络的阴血下注冲任以养胎元,致使阴血偏虚阳气偏亢,而"津血同源",津液和血液亏虚造成孕期便秘。同时,胎体渐长,胞宫影响气机之升降,致肠道转导无力,大肠失其滋润而便秘。因此孕期便秘的治疗可采用滋阴养血行气、润肠通便之法,不宜妄投苦寒通下之药。

2. 外用栓剂

适用于便血、瘙痒为主诉的患者,常用药物为复方角菜酸酯栓。该药是直肠黏膜保护剂和润滑剂,可黏附在直肠肛管黏膜上形成膜状结构,将直肠黏膜和直肠内容物分隔开来,为受损黏膜提供保护,促进创面愈合。另外,可包裹在粪便表面起到润滑作用,减少粪便对受损黏膜的刺激,并有助于粪便排出。该药含有的氧化锌具有止痒、减轻充血及促进黏膜愈合的作用。该药的成分不会被机体吸收,因此可用于以内痔出血、肛周瘙痒为主诉的孕期患者。

3. 手法复位

适用于内痔嵌顿早期,通过手法将痔核回纳肛门,可避免长时间嵌顿引起的痔核坏死。回纳过程中手法应轻柔,根据痔核情况以先重后轻的顺序依次回纳,回纳后可于肛门部行"塔"型包扎,以防痔核脱出。将脱出的痔核及时手法回纳,可快速缓解肛门疼痛,避免外科手术。

参考文献

[1] Zielinski R, Searing K, Deibel M. Gastrointestinal distress in pregnancy: prevalence, assessment, and treatment of 5 common minor discomforts [J]. The Journal of perinatal & neonatal nursing, 2015, 29(1): 23 - 31.

【仇菲解答】 如果痔疮严重脱垂,或出血严重、疼痛剧烈,而保守治疗无效,可选择手术治疗[1]。但医生会着重考虑手术安全性及胎儿的生存,国内外文献对手术可能会对孕期妇女及胎儿造成的影响报道较少,因此大部分医生会拒绝对孕期患者进行手术治疗。随着外科技术的发展,孕期痔疮的外科干预变得更加有效、可靠,怀孕不再成为痔疮手术禁忌证。但对孕期的痔疮手术,仍然采取审慎态度,医生必须在术前与患者进行充分沟通,讨论手术治疗和保守治疗的利弊[2],由患者决定最终采取的治疗方法。

1. 胶圈套扎术

虽然胶圈套扎术可能会引起肛门坠胀不适、便血等术后不适,但仍是孕期手术治疗的首选[2]。进行胶圈套扎术时应注意,套扎部位需要在齿状线上方,套扎部位过低可引起肛门疼痛。

2. 痔切除术

如果发生内痔嵌顿,保守治疗无效,疼痛持续存在时,采用痔切除术将会更快速、有效解决患者痛苦。痔切除术的手术时机尽量选择在孕后期或产后,手术仅处理有症状的痔核,不可过度治疗,以免增加手术风险。

血栓外痔在孕期,尤其是孕后期的发生率较高。大部分血栓外痔可以通过改善排便等保守治疗得以缓解,对于保守治疗无效、疼痛持续者,可考虑血栓外痔切除或剥离术。Mirhaidari 等对 40 例孕期血栓外痔患者在局部麻醉下行血栓外痔切除术,发现局部麻醉下行血栓外痔切除术是可行且安全的,并没有增加诱发早产或流产的风险[3]。

综上所述,孕期痔的预防胜于治疗,有痔疮病史者,应于孕前到专科门诊进行评估,提前干预,避免或减少孕期痔的发作。孕期痔的治疗应以保守治疗为主,若保守治疗无效,且症状持续加重需要手术治疗者,应在术前充分沟通,根据具体情况选择合适的、安全的手术方法,手术时机尽量选择在孕后期,手术目的为缓解症状,切忌过度治疗,增加手术风险,对孕妇及胎儿造成影响。

参考文献

[1] Parangi S, Levine D, Henry A, et al. Surgical gastrointestinal disorders during pregnancy[J]. American journal of surgery, 2007, 193(2): 223 – 232.

[2] Medich D S, Fazio V W. Hemorrhoids, anal fissure, and carcinoma of the colon, rectum, and anus during pregnancy[J]. The Surgical Clinics of North America, 1995, 75(1): 77,88.

[3] Mirhaidari S J, Porter J A, Slezak F A. Thrombosed external hemorrhoids in pregnancy: a retrospective review of outcomes[R]. Germany, 2016.

第四章 肛周脓肿、肛瘘

第一节 肛周脓肿

 如何从中医角度理解肛周脓肿的病因病机？中医如何指导用药？

　　肛周脓肿是肛肠疾病中常见病之一，中医称"肛痈"，临床发病可见于任何年龄，但以青壮年居多。很多肛周脓肿患者对该病认识不足，经常病急乱投医。不少患者想了解，中医是怎么认识肛周脓肿的，中医如何指导用药？

　　【张志君解答】　中医认识肛周脓肿较早，最早见于《灵枢·痈疽》："痈……发于尻，名曰锐疽，其状赤坚大，急治之，不治，三十日死矣。"从中医学角度分析肛周脓肿病因病机大致如下。

　　1. 外感淫邪

　　外感六淫入里，阻塞经络，壅滞气血，血瘀成痈，血败成腐。

　　《灵枢·痈疽》说："夫血脉营卫，周流不休……寒邪客于经络之中则血泣，血泣则不通，不通则卫气归之，不得复反，故痈肿。寒气化为热，热胜则腐肉，肉腐则为脓。"寒气，寒主收引，寒性凝滞，故形成血瘀。血瘀与卫气郁于一处，瘀血化热而为红肿、焮热、疼痛。在未化脓之前肿处较硬，称为肿，或叫痈肿。从寒邪侵入经络到痈肿，其实经过瘀血和化热两个阶段。寒气客于经络之中则血泣。寒主收引，寒气客于经络，则血脉收引，收引则血脉狭窄，血脉狭窄则血流障碍，故曰血泣。血泣亦即血瘀。不通则卫气归之不得复反，故痈肿。血瘀阻气，故卫气被阻遏而不能前进，郁积于瘀阻部位。卫气主热与瘀血郁于一起,形成痈肿。"寒气化为热":寒气在身,人之卫气必与之相争。相争的状态有二:一是阳气胜;二是阳气衰。阳气胜则为热,阳气虚则为寒。今为阳胜状态,故为热。热胜即痈肿,痈肿指局部红、肿、热、痛的征候。"热胜则腐肉":痈肿不消散则肌肉腐烂、坏死而为肉腐。"肉腐则为脓":肌肉腐烂、坏死,这些病理产物即是脓。《河间六书》云:"风热不散,骨气流溢,传于下部,故令肛门肿满,结如梅李核,甚者及变而为瘘也。"《备急千金要方》云:"肛门主肺,肺热应肛门,热则闭塞,大行不通,肿缩生疮。"指出了肛周脓肿、肛瘘是由于感受外邪,正气不足时邪气侵入人体,入里化热,阻塞气血,瘀血凝滞,热胜则肉腐成脓而发为痈疽。

2. 饮食不节

过食辛辣、膏粱厚味致湿热内生,热毒结聚肛门。

《素问·至真要大论》云:"膏粱之变,足生大丁。"按目前相关教材的观点,"膏"即脂膏类食物,"粱"即精细的食物。《外科正宗》云:"夫脏毒者,醇酒厚味,勤劳辛苦,蕴毒流注肛门,结成肿块。"终日膏粱厚味会损伤脾胃,从而导致火毒内生,引起局部的气血凝滞、经络阻塞、营卫不和,发生肿痛。喻嘉言《寓意草·辨黄鸿轩臂生痈疽之证并治验》曰:"内因者,醇酒浓味之热毒也,郁怒横决之火毒也。"认为内生之毒来源于体内,它是正衰积阴损,脏腑功能减退,体内排毒系统功能发生障碍的标志。《外证医案汇编·肛痈篇》云:"肛痈者。即脏毒之类也,始则为肛痈,溃后为痔漏。病名虽异,总不外乎醉饱入房,膏粱厚味,炙博热毒,湿热瘀毒下注,致生肛痈。"

长期过食辛辣肥甘,醇酒厚味,损伤脾胃乃伤而生湿,日久化热,湿热蕴结魄门阻滞其气血运行故发为此病。

3. 内伤七情

七情所伤,影响机体气机,甚至扰乱卫气营血,致使脏腑不和发病。

《灵枢·玉版》说:"病之生时,有喜怒不测,饮食不节,阴气不足,阳气有余,营气不行,乃发为痈疽。阴阳不通,两热相搏,乃化为脓。"《素问·生气通天论》说:"人有七情,喜怒忧思悲恐惊,有一伤之,脏腑不和,营气不从,逆于肉里,则为痈疽。"《疡科心得集·辨悬痈论》记载:"患此者……由三阴亏损湿热积聚而发。"

4. 过劳外伤

过劳外伤包括房劳、劳力过度、虚劳、局部外伤致经络阻塞,气血凝滞而成痈;或肛门破损染毒,致经络阻塞,气血凝滞而成。

《外证医案汇编·肛痛篇》云:"负重奔走,劳碌不停,妇人生产用力,以上皆能气陷阻滞,湿热瘀毒下注。"长期负重、过劳之人使气血长期留于下部,不能正常运行,久而久之便易诱发此疾。《外科正宗·脏毒论》曰:"又有虚劳久嗽,痰火结肿,肛门如栗者,破必成漏。"

中医学也认为应从整体观念出发,遵循审证求因、辨证施治,早期诊治的治疗原则,正如宋代《疮疡经验全书·脏毒》中说:"脏毒者,生于大肠尽处肛门。其势凶恶,皆喜怒不测,早治易愈,失治溃脓。"另如《医门补要·肛痛辨》说:"肛门四周红肿作痛,速宜凉血利湿药消之。"《灵枢·痈疽》亦说:"发于尻,名曰锐疽。其状赤坚大,急治之,不治,三十日死矣。"这些都充分体现了针对不同的病因病机和临床病症进行辨证施治和早治的原则。

【陆宏解答】 中医提倡"不治已病,治未病",在治疗肛周脓肿时亦是如此,总以清热解毒、活血化瘀、祛腐生肌为首纲,再根据个人情况进行具体辨证施治,正如《立斋外科发挥·臀痈》中所说:"焮痛尺脉紧而无力者,托之。肿硬痛甚者,隔蒜灸之,更以解毒……不作脓者,托里为主……若硬肿作痛者,形气虚而邪气实也,用托里解毒散主之;微肿微痛者,形气病气俱虚也,用托里散补之;欲作脓,用托里羌活汤;若痛甚用仙方活命饮;大势即退亦用托里消毒散;若脾虚不能消散,或脓清不能敛者,用补中益气汤;气血俱虚者,十全大补汤。"具体到遣方用药,可以针对不同时期的脓肿选择相对应的内服和外用药物。

1. 内服药

(1)初期:肛门周围突然肿痛,持续加剧,伴有恶寒、发热、便秘、溲赤,肛周红肿,触痛明显,质硬,舌红,苔薄黄。治以清热解毒之仙方活命饮、黄连解毒汤加减。若有湿热之象,如舌苔黄腻、脉滑数等,可合用五味消毒饮。

(2)成脓期:肛门肿痛剧烈,持续数日,痛如鸡啄,难以入眠,伴有恶寒、发热、口干便秘,小便困难,肛周红肿,按之有波动感或穿刺有脓,舌红,苔黄,脉弦滑。治以清热解毒透脓之透脓散、托里消毒散加减。合而用之,既可托毒外出,又可消肿解毒。

(3)溃脓期:肛周脓肿,皮色暗红,成脓时间长,溃后脓出稀薄,疮口难敛,伴有午后朝热,心烦口干,盗汗,舌红,苔少,脉细数。治以养阴清热,祛湿解毒之青蒿鳖甲汤。

2. 外敷药

外敷药可直接作用于患者体表局部或病变部位以达到治疗目的,与内治法的作用是相辅相成的。《理瀹骈文》说:"外治之理,即内治之理;外治之药,即内治之药。所异者法耳。"指出了外治法与内治法只是在给药途径上的不同,外治法使药物直接作用于皮肤和黏膜,通过局部吸收,从而达到治疗目的,这是外科独具而必不可少的重要治法。

(1)金黄散、玉露散、太乙膏、千锤膏均可用于红、肿、热、痛明显的阳证疮疡。

(2)回阳玉龙膏、阳和解凝膏、千锤膏均可用于疮形不红不热,漫肿无头之疮疡阴证。

(3)冲和膏可用于疮疡半阳半阴证。

(4)咬头膏可用于疮疡已成脓而不能自破者。

【杨巍解答】

1. 病因以热、毒为要

肛周脓肿病因包括内伤七情、外感淫邪、饮食不节、过劳外伤、三阴亏损等,其中主要病机是由湿热内蕴、日久化热、阻于肛内、热毒壅盛、气血瘀滞、热盛肉腐导致。我认为肛周脓肿以热、毒为要,病机不外乎以下三点:一者,外感湿、燥、火之邪,趁人体虚弱,正气不足时侵入人体,邪气入里化热,阻塞气血经络,瘀血凝滞,热胜则血败肉腐成脓而发为痈疽。二者,长期过食辛辣肥甘,醇酒厚味,损伤脾胃乃伤而生湿,日久化热,湿热蕴结魄门阻滞其气血运行故发为此病,正如喻嘉言所云:"醇酒厚味之热毒也,郁怒横决之火毒也。"三者,外力所伤,影响机体气机,甚至扰乱卫气营血,致使脏腑热毒不泄,导致湿热之邪下注大肠,阻滞气血而诱发肛周脓肿。根据肛周脓肿病程阶段将其证候分为湿热下注证、热毒蕴结证、火毒炽盛证,可以看出热、毒二因是该病发病至关重要的因素。

肛周脓肿起病急骤,属于肛肠科急症范畴,热、毒蕴结迅猛,两者一日不退,热毒炽盛,邪必入里,轻者发热不适,重者恶寒高热、倦怠、纳呆,引发全身炎症反应。针对病机病因遣方用药,应用临床验方"肛痈方",常选用水牛角片、黄芪、生地黄、栀子、黄芩、黄柏、牡丹皮、赤芍、皂角刺、当归等多味中药。肛周脓肿症情瞬息变化，究其根本为热、为毒，临证用药宜选择清热解毒中补气通经凉血，散瘀消肿中托毒透脓，同时注重引药下行，药效直达肛周。

2. 内治重"消""托"，外治崇"箍围"

肛周脓肿的治疗宜内外兼顾，应"以消为贵，以托为畏"，其中"托法"更为重要，其因在于肛周脓肿起病之初常被忽视或误诊，但症情发展迅速，转瞬成脓，再用"消法"，结果会事倍功半，"消"贵在起病之初，而对于大部分来诊患者多已脓成，此时，"托法"就不失为上策，如《外科大成》说："托者，起也"，即将脓肿由内托出。而且，"托法"可用于"已成之时，不能突起，亦难溃脓，或坚肿不赤，或不痛大痛，或得脓根散，或脓少脓清，或疮口不合者"等多种情况，因此"以托为畏"在治疗阳证痈疡尤其是肛周脓肿方面更为重要。

箍围是中医外治的一种方法，就是将药物围敷于溃疡周围，从而箍聚疮毒，收束疮形，制止毒邪扩散，使疮疡易消、易溃、易敛。正如徐灵胎医书《医学源流论·围药论》所云："外科治法，最重外治，而外治之中，尤重围药。"又如清代华岫云在《种福堂公选良方·卷四·围药》中明确提出箍围法的作用是防止毒邪弥漫外散。不论是脓肿初期以消为主，还是成脓后以溃脓为要，我认为箍围既是治法也是治则，不限外治，内治亦可达到箍围之功效。

3. 转归尤重"护场"

"护场"一词最早见于北宋的《急救仙方·卷二》，是邪气被抑制的一个过程，在辨疮证吉凶中提到护场的有无对于判断疾病的吉凶预后方面作用至关重要。在中医外科学的发展中，占有重要地位。治痈旨在"护场"。"护"为自我防御体系御邪顺利的预示，亦表示机体正气充足，能够抵御邪毒不深陷或扩散，使病情向愈。肛周脓肿的病程就是一个正邪相争的过程，正气能够约束或者抵挡邪气深入，那么在疾病四周形成一个防御性屏障，则"护"成，反之则败；"场"一词我理解为在"护"势强弱之下，病灶局部的形和态。就肛周脓肿而言，发展至病灶漫肿、范围扩大、痛势加剧，说明此"场"未能对外邪进行围困；相反，肿势缩小集中、疼痛减轻，说明邪不压正，病情渐入佳境。跟师临证，发现临床通过应用消托并举、箍围可使"无护场"凶症转化为"有护场"之吉症。换言之，消托并举、箍围的应用可以帮助机体毒邪聚于一处，同时隔断了机体其他部位的毒邪向阳痈部位聚集，促进了护场的形成。

第 2 问　肛周脓肿是否可以不进行手术治疗?

　　肛周脓肿是肛肠科的常见疾病之一,发病率高,多见于男性,然女性亦可发病。患者临床表现多为肛周剧烈疼痛、坠胀,个别可伴发热等全身症状。临床接诊中能遇到不少接受过单纯使用抗生素或其他药物内科治疗的脓肿患者,那么得了肛周脓肿,可以不进行手术治疗吗?

　　【陈天解答】　肛周脓肿的主要病因为肛腺的感染,肛腺位于肛门齿状线水平,存在 6~8 个这样的腺体,其向下延伸至内括约肌并进一步延伸到达肛门内外括约肌间沟。这些腺体被阻塞瘀滞引起细菌过度生长繁殖,最终导致脓肿的形成(位于括约肌间沟内)。

　　在诊断时,肛周脓肿需与以下疾病进行鉴别:血栓痔、肛裂、尾骶部藏毛窦、化脓性汗腺炎、肛管癌和癌前病变、克罗恩病及性传播疾病等。B 超检查对于肛周脓肿的诊断具有操作便捷、费用低廉的优势,目前对于肛周脓肿的超声诊断主要包括经直肠超声和经会阴超声。MRI 检查由于具有极高的软组织分辨率,在病变远离肛门的情况下较 B 超检查更具优势,亦可作为评估肛周脓肿的金标准[1]。

　　一旦诊断为肛周脓肿,则应及时切开引流,不管有没有成脓(有无波动感)。脓肿如没有及时引流会播散引起周围间隙的感染和全身感染。外科引流依然是对肛周脓肿最基本的治疗。

　　原则上,切口应紧靠肛缘,以缩短潜在瘘管的长度并确保引流通畅。坐骨直肠窝脓肿,或向上蔓延引起肛提肌上方脓肿,在肛周尽量靠近括约肌复合体外缘做引流切口。引流不畅形成分隔马蹄形脓肿及初次瘘管切开失败均是肛周脓肿复发的危险因素。

　　马蹄形脓肿多来源于括约肌间和肛管直肠后深间隙的感染,但可以蔓延到肛前深间隙,甚至蔓延至单侧或双侧的坐骨直肠窝。Hanley 手术治疗马蹄形脓肿是有效的,在后正中做放射状切口,通过主管切开引流肛后深间隙脓肿,如果需要再加两侧坐骨直肠窝切开完全引流,但该术式损伤大,大宗的病例报道还缺乏对肛门括约肌功能长期影响的综合评估。改良 Hanley 手术是通过切开部分括约肌结合分次紧线的方法治疗马蹄形脓肿,在两侧坐骨直肠窝做对口引流,创伤小,显示出与 Hanley 手术相似的疗效,且保护了肛门括约肌的功能[2]。

参考文献

[1] 吴炯,王振宜,孙建华.肛周脓肿的外科治疗[J].世界华人消化杂志,2013,21(34):3842-3847.

[2] Whiteford M H, Kilkenny J, Hyman N, et al. Practice parameters for the treatment of perianal abscess and fistula-in-ano [J]. Diseases of the Colon & Rectum, 2005, 48(7):1337-1342.

【陆宏解答】 在临床诊疗中,对于形成的脓肿,手术是最直接的治疗手段。手术的目的是彻底清除感染病灶的同时尽可能保留括约肌结构的完整性。根据脓肿的范围走势及复杂情况,选择不同的术式,主要可分为三种。

1. 一次切开法

适应证:浅部脓肿。

2. 一次切开挂线法

适应证:高位脓肿,如肛隐窝感染造成的坐骨直肠间隙脓肿、骨盆直肠间隙脓肿、直肠后间隙脓肿及马蹄形脓肿等。

3. 单纯切开引流法

切开引流的优势在于操作简单快速,能够在最短时间内最大程度减轻患者的痛苦,医疗费用相对便宜,且切口范围、组织损伤相对较小。

术后对于无基础疾病、身体状况良好的患者,使用抗生素不能提高治愈率和降低复发率。但对于伴有系统性疾病,服用免疫抑制剂的肛周脓肿患者,仍建议使用抗生素。

【郑德解答】 对于肛周脓肿患者,非手术治疗(如使用抗生素、外用药保守治疗)等只应作为防止局限炎症扩散的方法,减轻症状为刻下无手术条件而行的早期准备。手术是根治肛周脓肿的唯一方法,但不应理解为治疗患者的单一手段。曹天顺[1]对 56 例失败的肛周脓肿切开根治术进行总结,手术失败的关键在于以下几点。

（1）内口寻找不准或处理不当：肛周脓肿的内口一般不典型，按照肛腺感染学说及针指薄弱处穿出人造内口，这是规律，但对部分内口既不典型、脓腔薄弱点又不明显的深部脓肿及马蹄形脓肿，内口寻找较困难。临床上直肠后间隙及骨盆直肠间隙脓肿一般就诊比较晚，脓液形成较多，脓腔较大，薄弱点很难确定。马蹄形脓肿其形成原因不同，内口的部位亦不同。在脓腔深薄弱点不典型时，多按肛腺感染学说，内口在脓肿对应齿状线处穿出；马蹄形脓肿内口多从截石位 6 点处穿出，如不能灵活处理内口则易导致手术失败。

（2）开窗留桥交叉口愈合失败：对马蹄形脓肿及外切口离肛沿较远的脓肿，采用开窗留桥术，交叉口假性愈合亦是手术失败的原因。为了防止肛门变形较大，开窗口大都离肛沿较近，给换药及观察窗口带来了困难，使部分病例交叉口假性愈合。

（3）不能按要求换药：出现桥形愈合。

（4）换药不到位：换药不仔细或在创口没愈合时即放弃换药造成患者的治疗不完全。

在外治方面根据脓肿发病的不同时期，初期实证用金黄膏、黄连膏外敷，脓肿位置较深者可用金黄散调糊灌肠；虚证患者以冲合膏或阳和解凝膏外敷肿处。成脓期，则应及时行切开引流，溃后可用九一丹纱条或红油膏纱条引流，待脓排尽，改用生肌散纱条。曙光医院肛肠科于围术期应用中医药的临床实践与研究最早可追溯至 20 世纪 80 年代，起到了促进愈合、消退炎症的作用，早于加速康复外科（enhanced recovery after surgery, ERAS）理念近乎 10 余年。科室所创立的"促愈熏洗方"于肛周脓肿引流术后对于疼痛、渗液、水肿等症状的缓解具有明显疗效。

综上所述，在患者确诊肛周脓肿后应及时行脓肿切开引流，而中医药作为围术期的联合治疗，在改善患者术后不适方面具有明显优势，内外同治，除病祛疾，切勿不可因使用抗生素后症情缓解而拒绝手术，以致延误病情。

参考文献

[1] 曹天顺.肛周脓肿一次性根治术 56 例失败原因分析[J].中国中西医结合外科杂志,2007,13(1)：74,75.

第二节 肛 瘘

第❶问 "保功能"还是"重疗效",高位复杂性肛瘘治疗应如何选择?

高位肛瘘尤其是高位复杂性肛瘘,是难治性肛肠疾病之一,肛门功能与高位复杂性肛瘘的疗效往往是一对矛盾存在。疗效和功能完好的同时,如何选择合适的手术方式治疗高位复杂性肛瘘?

【瞿胤解答】 肛瘘手术成功的关键因素是能否准确找到内口。括约肌间型肛瘘和经括约肌型肛瘘位置较低者,内口一般位于相对应的肛隐窝,手术方式多选瘘管切除术或括约肌间瘘管结扎术(ligation of intersphincteric fistula tract,LIFT),治愈率高,肛门功能好,疗效满意。有报道认为,LIFT术更好地保护了肛门括约肌,治疗效果优于瘘管切除术[1]。括约肌上型肛瘘因瘘管绕过括约肌上,瘘管迂曲且内口位置高,或瘘管分支,多个内口,都大大增加了手术的困难。若采用瘘管切开或切除的手术方式,肛门括约肌损伤太多,影响肛门的控便能力。括约肌上型肛瘘中医采用挂线法进行治疗,挂线法以线代刀,利用挂线的收缩力达到慢性切开的目的,防止肛门括约肌因切断而导致肛门功能受损。对于传统挂线治疗高位复杂性肛瘘有较多改良方式充分保护肛门功能同时,取得满意疗效[2]。非腺源性肛瘘多见于克罗恩病肛瘘,生物制剂治疗克罗恩病的同时,肛周局部给予挂线引流,充分保护肛门括约肌功能,不要贸然切开或切断肛门括约肌根治肛瘘,带瘘生存往往会使患者利益最大化。

参考文献
[1] 周涛.LIFT与肛瘘切开术治疗经括约肌肛瘘疗效观察[J].深圳中西医结合杂志,2019,29(17):132,133.
[2] 石荣,高申旺,黄娟.陈民藩挂线技巧治疗高位复杂性肛瘘[J].辽宁中医药大学学报,2017,19(8):17-19.

【陆宏解答】 肛瘘患者术后肛门功能常以Wexner评分及肛门括约肌压力测定进行综合评估,术中损伤过多内外括约肌或耻骨直肠肌往往会影响肛门功能,导致术后肛门漏气及便溏,严重时可导致肛门失禁,严重影响患者生活质量。

手术中应精细操作,准确探查内口位置,准确判定原发内口的位置是手术成功的关键。避免因内口遗漏导致肛瘘复发。切忌盲目手术,因多次手术会损伤肛门功能。

术前明确全部窦道的情况,复杂性肛瘘的瘘管往往纵横交错或有较高的内口位置,易误诊为单纯性肛瘘,术前应仔细研判肛周 MRI 检查。术中要完全清楚瘘管的深度、走行、病变范围及与肛管直肠的关系,选择相应的手术方式。

改良切口引流联合挂线法治疗高位肛瘘、低位切除高位挂线分次紧线术、对口切开旷置垫棉法结合高位松挂线术、瘘管切开旷置结合垫压法均有可能将高位肛瘘转化为低位肛瘘,通过对口切除将大切口改为小切口,使肛门括约肌功能受到保护。该法具有愈合快、伤口小、患者痛苦小的特点。

【杨巍解答】　挂线法为中医经典治疗方法,该法具有操作简便、引流通畅等优点。实挂线法利用挂线弹性张力实现括约肌、瘘管缓慢切割效果,原因在于紧缚挂线产生的持续性弹力收缩可促进瘘管缺血性坏死、肌肉缓慢分离,且切割后形成纤维化确保括约肌断端不分离,能在保留肛门功能的前提下达到治愈肛瘘口的目的。实挂线法术后需紧线,部分患者甚至需操作多次,产生的疼痛常使患者不能忍受,且长时间勒割易造成沟槽样变化,瘢痕较大,愈合缓慢。虚挂线法主要是利用挂线的引流及异物刺激作用,不紧线,能减轻患者疼痛感,单一应用时坏死腔隙与内口间压力不均等,易出现引流不完全、残留粪渣等。虚实结合挂线法综合了实挂线法与虚挂线法,是一种创新型疗法。保证疗效的同时可保护肛门括约肌的功能。

治疗一些非腺源性的高位复杂性肛瘘,如克罗恩病肛瘘,主张患者带瘘生存,避免多次手术造成肛门功能的损伤。克罗恩病肛瘘外科手术治疗的主要目标是引流、控制感染,少数情况下作为治疗措施,所有的手术治疗均应有利于保护肛门功能。外科手术比生物制剂或免疫制剂具有更高的瘘管愈合速度[1]。手术的方式取决于克罗恩病肛瘘的分型及瘘管侵犯的范围。只有有临床症状的肛瘘才考虑手术治疗。

高位复杂性克罗恩病肛瘘可选择挂线引流术。克罗恩病肛瘘的复发率高,反复手术造成的问题可能比原发疾病更具危险性,手术避免损伤括约肌而致肛门失禁。挂线引流术是尝试进一步外科治疗前最行之有效的方法,挂线引流术能够有效限制和减轻局部症状,保护肛门括约肌功能。对于低位肛瘘,瘘管切开/切除术比挂线引流术更常用,而挂线引流术用于大多数高位肛瘘。挂线引流术并不能治愈肛瘘,但能很大程度上控制肛周的感染。在无法治愈的复杂性克罗恩病肛瘘患者中,挂线引流术应作为手术的标准选择,旨在提高慢性病患者的生活质量[2]。

经肛黏膜瓣推移术是保留肛门括约肌,用于治疗高位复杂性克罗恩病肛瘘的术式,很少导致肛门失禁,对于手术失败或复发的患者可再次行手术治疗。手术要点:黏膜瓣包括黏膜层、黏膜外层及部分内括约肌,宽度至少达直肠全周的1/4,以确保足够的血供;游离皮瓣长度需超过肛瘘内口,保证在内口切除和清创后无张力缝合;手术中必须仔细止血;彻底的瘘管清创或切除;外口适当扩创保持充分的引流。为了避免不良愈合和复发风险,严格筛选患者是必要的。有活动性直肠炎时,应推迟手术或仅行挂线引流,控制炎症,待炎症稳定后,择期可行经肛黏膜瓣推移术。

近几年,肛瘘栓(anal fistula plug, AFP)、纤维蛋白胶(fibrin glue, FG)、脂肪源性干细胞(mesenchymal stem cell, MSC)用于肛瘘的治疗,在不同的临床研究报道中治愈率存在差异。新开展的视频辅助肛瘘治疗术(video-assisted anal fistula treatment, VAAFT)在复杂性肛瘘患者中的应用前景良好。

对于严重的进展期克罗恩病肛瘘,应选择有效的手术配合药物治疗,我们的经验是选择松弛挂线彻底引流,在控制炎症感染的同时,更好地保护了肛门功能。同时,抗肿瘤坏死因子类(英夫利西单抗)、他克莫司、抗生素类(甲硝唑、环丙沙星)、免疫抑制剂的临床疗效已被证实。联合应用比单独治疗具有更高的治愈率、更低的复发率,创面愈合更快。

对于肛瘘的治疗,完善必要的术前检查,充分做好术前评估,选择最恰当的术式,以保证创面引流通畅。处理"清除"和"保留"这一对矛盾,主张虚实分次高挂术。由于该法较小且稳定的皮筋切割力,有利于减少下坠、疼痛的发生,有利于肛门功能的保护。在创面恢复的不同阶段给予不同的处理及用药,早期清热解毒、消肿止痛,中期祛腐生肌,后期生肌收湿敛疮。提倡运用提纲式"三多一少易复发"的宣教方式,治疗时采用"顺势而为,顺藤摸瓜,常中有变,步步为营"治瘘理念。对非腺源性克罗恩病肛瘘主张中西医治疗相结合,主张"带瘘生存,用时间换功能"的治疗理念。

参考文献

[1] Brochard, Charlène, Landemaine, et al. Anal fistulas in severe perineal Crohn's disease: mri assessment in the determination of long-term healing rates [J]. Inflammatory bowel diseases,2018,24(7): 1612-1618.

[2] Chung W, Ko D, Sun C, et al. Outcomes of anal fistula surgery in patients with inflammatory bowel disease[J]. The American Journal of Surgery, 2010, 199(5): 609-613.

第 2 问 **Hanley 术在肛瘘治疗中有什么特点和优势?**

马蹄瘘是肛瘘中最为复杂、难治的一种。马蹄瘘瘘管分支、走行、结构难以厘清,因此马蹄瘘术后复发率和术后肛门失禁率一直居高不下。Hanley 术是针对马蹄瘘创造的术式,那么它在临床应用中有什么特点和优势呢?

【汪庆明解答】 LIFT 术[1]能够用于几乎所有已形成的瘘管,但在面临某些特别复杂的情况时,仍然需要更有针对性的术式。马蹄瘘就是这样一种情况。它是肛瘘中最为复杂、难治的一种。"马蹄"是对瘘管形状的形象化描述。马蹄瘘内口常位于截石位6点,脓肿常通过内口分布于肛门后深间隙,并可向肛门两侧扩散,严重者可能波及会阴、阴唇甚至大腿。有时体格检查可见多个外口。其病变范围较之其他类型肛瘘更广,涉及的解剖结构更为复杂,手术治疗难度也就更大。

马蹄瘘往往是由于普通肛瘘治疗不当而造成复发,或因治疗不及时,使感染范围进一步扩大所造成的。因感染范围大、肛周解剖结构不清或术后引流不畅等原因,马蹄瘘术后复发率和并发症发生率始终居高不下。因此急需一种新的手术方式来防止手术和瘢痕造成的功能缺失和肛门畸形。

在肛瘘的手术治疗中,术前准确找到内口、明确是否存在分支瘘管和瘘管与肛门括约肌复合体的关系是提高手术成功率,改善预后的关键。马蹄瘘瘘管走行复杂,因此在诊断上格外需要注意,临床上诊断肛瘘、寻找内口的方式有很多种。直肠指检是临床上最常用、最简便的诊断方式。通过直肠指检可初步明确肛瘘内口位置及瘘管走行方向。除此之外,还可采用探针、亚甲蓝瘘管灌注等方式明确瘘管走行。但对于走行复杂的瘘管,仅通过以上方式无法明确瘘管具体走行方向及肛瘘波及范围。此时,临床上常采用高分辨肛周MRI 检查以明确肛瘘内口、瘘管与周围组织间隙的关系、脓肿体积等,对手术有指导意义。在阅 MRI 片时,需着重观察内外口位置,结合瘘管与内外括约肌、肛提肌的关系理解瘘管走行,并需观察有无分支瘘管,分析病灶是否为活动期、有无脓肿存在。有一部分马蹄瘘是因前次手术失败造成的,该类患者的肛周解剖结构可能存在手术造成的畸形,此时更应仔细观察内外括约肌及肛提肌结构、肛门周围间隙是否发生了改变,以及它们与瘘管之间的关系。除 MRI 检查外,尚有其他检查方法如肛管直肠腔内超声、CT 检查等,但常受制于检查难以耐受、显影不清等缺陷。

诊断明确,方可选取术式。自古以来,便有通过切割或烧灼的方法完全去除马蹄形肛瘘瘘管的术式。在传统术式中,马蹄形或半马蹄形肛瘘患者必须切断尾骨起始部与肛门之间的外括约肌,使得肛门固定性减弱,常常会导致下段肛管前后移位,从而改变了肛管的正常解剖结构,对患者术后肛门形态及生活产生一定影响。若肛瘘复发常因解剖结构异常而增加再次手术的难度。

马蹄形肛瘘的瘘管开口通常位于后中线隐窝,即截石位 6 点处。Hanley术从瘘管内口向尾骨尖做一直切口,打开瘘管的肛门后侧的间隙部分。这一步需要切断部分内括约肌及外括约肌皮下部,分离外括约肌浅部,打开肛门后深间隙。若脓肿范围较大,除了肛门后间隙的切开引流之外,还需要在肛门两侧的坐骨直肠间隙后部马蹄形肛瘘脓腔点尽头切口,以引流侧方分支。而在已形成瘘管的肛瘘中,仅需要在 6 点位内口处打开肛门后侧的间隙。此时往往可以发现肛后间隙已形成了较硬的纤维腔,连接瘘管内口和两侧分支瘘管。在此切除肛门后侧的间隙的下面,如有可能的话可将通向两侧的瘘管切开约 1 cm 的长度。有时在肛门附近或臀部,甚至会阴、阴唇或大腿处可见到肛瘘外口,将外口切开 2~3 cm,以便更好地进行外部引流。Hanley 术也不主张切开整个瘘管,仅做瘘管刮除,如此对肛周组织损伤不大,术后创口处亦不会形成过大的瘢痕,能够降低对肛门外形和功能的影响。术后辅以纱条或挂线,帮助引流通畅并有助于分支瘘管中组织的生长愈合。

Hanley 术最早在 1965 年提出,符合了手术逐渐微创化的趋势,其最大的优势在于术后患者肛门畸形的发生率极低,括约肌功能仅发生轻微的改变。后来在 1977 年和 1984 年,Hanley 又两次提出了挂线法在肛瘘治疗中的重要性,在早期可起到及时引流,防止简单性肛瘘转变为复杂性肛瘘。术后挂线则可刺激局部纤维化反应,使括约肌固定在切开处,从而降低术后肛门失禁的发生率。此外,如果术后瘘管的深部间隙过早闭合,侧方分支发生再感染,则可能导致复发,而延长术后引流时间可进一步降低复发率。

对于 Hanley 术,心得总结如下。

(1)利用直肠指检、探针、肛周 MRI 检查等明确瘘管和肛周内外括约肌、肛提肌及肛管直肠后深间隙的关系。大部分马蹄形肛瘘的内口都位于截石位 6 点,在术中准确找到内口并将内口及肛管直肠后深间隙切开引流是 Hanley 手术的要点。内口处理妥当可以切断感染源,大大减少术后复发的概率,并给分支瘘管的愈合创造了条件。

(2)处理分支瘘管时,要对两侧瘘管进行充分的刮除,彻底将纤维组织刮净,使瘘管能够自然愈合。术后宣教时可嘱患者每天正坐硬板凳 3 个小时以上,可促进引流、避免假性愈合。换药时亦注意观察创面,保持创面清洁,并予以充分彻底的引流,如发现创面过早粘连,应当予以钝性分离,避免假性愈合,遗留空腔。

(3)在括约肌保护上,术中应仔细进行解剖分离,减少对肛门括约肌的损伤,对肛周皮肤应最大限度地保留,防止瘢痕组织的形成造成肛门功能不良。术后应当鼓励患者克服恐惧情绪,尽早恢复正常工作生活,正常使用肛门功能,这不仅能够帮助恢复括约肌功能,也能通过促进括约肌运动,促进创面的引流和愈合。

Hanley 术所体现的,不仅是手术方式的进步,也是现代医学模式转变、身心医学逐渐发展的体现。相比传统术式注重治愈率、强调瘘管破坏而言,Hanley 术所代表的一系列括约肌保留术式更注重患者的生存质量。在临床治疗中,我们必须牢记,追求高治愈率的前提是维护患者的肛门功能、保障患者的生存质量。现代医学模式不再一味要求治愈,对一些难治病甚至可以带病生存,它更强调的是维护基本的生理功能,使患者有尊严、有质量地生活下去。

这也是括约肌保留术式在肛瘘治疗中应用越来越广泛的原因之一。希望各位读者在临床工作中牢记这一理念,为患者带去更高质量的医疗服务。

参考文献

[1] Hanley P H. Conservative surgical correction of horseshoe abscess and fistula[J]. Diseases of the Colon and Rectum, 1965,8(5): 364-368.

第 3 问　LIFT 术在肛瘘治疗中有什么特点和优势?

肛瘘是肛肠科的常见病、复杂病。因肛瘘一般无法自愈,目前临床上治疗肛瘘主要采用手术方式,手术不仅要保持肛门正常功能,而且要保证伤口正常引流,因此手术方式的选择极为重要。LIFT 术[1]是近年来临床应用日渐广泛的一种术式,那么,LIFT 术在肛瘘治疗中有什么特点和优势呢?

参考文献

[1] Rojanasakul A, Pattanaarun J, Sahakitrungruang C,et al. Total anal sphincter saving technique for fistula-in-ano; the ligation of intersphincteric fistula tract[J].Journal of the Medical Association of Thailand, 2007,90(3): 581-586.

【汪庆明解答】　如要明白一项肛瘘手术方式适用与否,正确地了解瘘管走行是必不可少的。在课堂教学中,相信各位读者已经掌握了肛瘘的基本分型:低位简单性肛瘘、低位复杂性肛瘘、高位简单性肛瘘、高位复杂性肛瘘。在 1976 年,Park 提出了一种新的肛瘘分型法,这种分型法着眼于瘘管与肛门内、外括约肌的关系,将肛瘘分为四种类型,即括约肌间型肛瘘、经括约肌型肛瘘、括约肌上型肛瘘、括约肌外型肛瘘。瘘管只穿过了肛门内括约肌,从内外括约肌间通向外口的,称为括约肌间型肛瘘;瘘管穿过内括约肌和外括约肌的,称为经括约肌型肛瘘;瘘管穿过内括约肌后向上走行,从外括约肌上方穿过肛提肌的,称为括约肌上型肛瘘;瘘管内口开口于直肠壁上,瘘管不经过内外括约肌,直接从括约肌外侧经肛提肌穿出的,称为括约肌外型肛瘘。除括约肌间瘘外,其余三种均属复杂性肛瘘。这个分型法被称作 Park's 分型。Park's 分型涉及的解剖关系初看起来较为复杂,但理解它们对手术方式的选取和手术的顺利进行有着重要的意义。

肛瘘的处理无外乎两点,即内口处理和瘘管清除。内口的妥善处理对避免马蹄瘘的复发具有重要的意义。临床上处理内口的方式多种多样,如内口切开、内口切除、内口缝扎、内口黏膜肌瓣覆盖、内口生物材料封堵、内口吻合器闭合、瘘管结扎内口旷置等。瘘管清除可采用瘘管剥离、管壁搔刮、瘘管切开等。传统术式虽然能达到较低的复发率,但因对肛周解剖结构的忽略,术后肛门失禁率却较高。近年来,国内外出现越来越多肛门括约肌保护术式,虽然这些术式对肛门解剖结构影响较小,但术后常面临复发等问题。如何在清除瘘管与保护肛门括约肌功能之间取得平衡,应当引起我们的深思。

括约肌间型肛瘘与经括约肌型肛瘘在临床较为常见,占 75%~95%,掌握解决这两种肛瘘的手术方式是十分必要的。于括约肌间型肛瘘而言,传统的瘘管切除术或挂线术即能够收到较好的临床疗效。括约肌间型肛瘘绝大多数内口较低,病变并不涉及肛门外括约肌,传统手术仅破坏部分内括约肌,基本不会引发术后肛门失禁。但对于经括约肌型肛瘘,使用传统手术有较高的风险造成外括约肌的破坏,进而导致术后肛门失禁。在这样的背景下,LIFT术诞生了。LIFT 术在 2007 年首次被 Rojanasakul 等提出,旨在保留外括约肌功能。

LIFT 术采用括约肌间入路,在做切口之前,首先通过指检、探针、亚甲蓝瘘管灌注等方法确认内口,于内口相应的肛缘旁 1 cm 处做一弧形切口。于切口处向上分离内外括约肌至瘘管水平,并游离瘘管。采用可吸收丝线靠近内括约肌处结扎瘘管,并于结扎处稍外侧切断瘘管。然后使用刮匙或纱条等方式通过外口破坏外括约肌外剩余部分的瘘管纤维化结构。最后带状缝合内外括约肌,外口敞开引流。

由于 LIFT 术并不切断外括约肌,所以几乎不会破坏肛门正常解剖结构及正常括约功能,这在治疗经括约肌瘘上有难以取代的优势。并且即使手术未能取得成功,由于对肛周正常解剖形态的破坏较少,也能使患者避免面临肛门失禁的高风险,从而易于接受后续的治疗。LIFT 术的一次手术治愈率相对其他括约肌保留术式更高,但实施 LIFT 术并不意味着完全排除后续手术的可能性。研究表明，其再次手术的愈合率高达 100%，且很少有肛门失禁的报告。但需要注意的是，LIFT 术虽然对几乎所有类型的已经形成纤维化瘘管的肛瘘都适用，但对瘘管尚未形成，难以寻找和剥离瘘管的早期肛瘘并不适用。

由此可以看出 LIFT 术作为一种治疗肛瘘的新兴手术方式是非常有前景的。近年来临床上不断有在 LIFT 术的基础上进行改良的术式，如针对外口到外括约肌外侧缘部分的瘘管也加以剔除的 LIFT - plus 术、在此基础上留置挂线以预防潜在感染影响愈合的 LIFT - plus seton 术、加用肛瘘栓保护外括约肌的 LIFT - plug 术等。但由于该类手术复发率较高、价格昂贵等原因，具体手术方式在此不再赘述，有兴趣的读者可以自行查阅。

对于 LIFT 术，我们有以下几点心得。

(1) 选择手术方式的基础，是对肛周的解剖结构的熟悉和对肛瘘类型的正确诊断。对肛周解剖结构的熟悉是作为一名肛肠科医生的必备技能。

(2) 对于脓腔穿过内外括约肌的肛周脓肿，可在急性期使用挂线引流，挂线的目的在于引流，帮助瘘管形成，以利于术中分离瘘管。纤维化管壁形成时即可进行手术，一般挂线 1 个月左右，具体时间以纤维化瘘管形成为准。

(3) LIFT 术中内口处理不当容易造成感染，引发括约肌间瘘。因此确保结扎瘘管，避免切口感染是防止手术失败的一大关键。在结扎瘘管后可用 3% 过氧化氢溶液冲洗测试瘘管是否已结扎完全，切断瘘管后可再次进行 3% 过氧化氢溶液冲洗，确保括约肌外侧瘘管被结扎。但需注意用碘伏或生理盐水二次冲洗防止过氧化氢溶液造成黏膜刺激。

以上所介绍的 LIFT 术及其改良术式皆是建立在系统的解剖认知上。事实上，没有扎实的解剖学基础就无法进行手术。在肛瘘手术中尤其如此，假如对局部解剖没有深入了解，无论是术中造成不必要的括约肌破坏，还是盲目扩大术野引起瘢痕增生、肛门畸形，都会造成患者肛门功能的损害，从而给患者带来生理、心理上的双重伤害。我国传统医学大家孙思邈在其著文《备急千金要方·大医精诚》中有言："唯用心精微者，使可与言于兹矣。"因此，我们非常建议读者多多涉猎该类疾病相关的解剖学方面的文献、图片、视频等资料。相信对于解剖结构的深入了解能够带来疾病诊断、手术方面的更大提高，这亦是患者的福音所在。

第 4 问　肛瘘创面过期未愈的原因是什么？有什么办法促进愈合？

国内外治疗肛瘘手术方法虽多,但因肛门特殊的解剖位置,术后开放性创面,在愈合过程中部分患者出现术后创面愈合时间较长、愈合质量不够理想的问题,应当如何解决呢？

【朱智敏解答】　肛瘘多种多样,愈合期不能一概而论。通常低位简单性肛瘘手术后大约需要 30 天才能创面完全愈合;低位复杂性肛瘘则需要 45 天左右的恢复期;高位性肛瘘的恢复期可达 60~90 天。在创面愈合期间,每修剪一次生长过快的多余肉芽组织,创面的修复则要延迟 1 周左右。

若患者肛瘘手术以后创面经久不愈,脓水不断迁延,可能的原因如下。

（1）手术时没有准确地找到内口,或处理内口不正确,造成了假内口;或即使准确找到内口,但原发的感染病灶感染仍然存在。

（2）手术时机不佳,窦道尚未形成或肛瘘伴严重周围组织感染,炎症范围广,后期形成新的窦道和脓腔。

（3）部分瘘管残留,或创面上坏死组织搔刮未净。

（4）可因创面过于窄小,时闭时溃,脓液蓄积。或因创伤刺激,组织会释放炎性因子,引起局部肿胀,压迫血管,局部血液运行不畅,导致局部组织缺血缺氧及胶原含量的降低,影响创面的愈合[1]。或疼痛等因素可造成肛门括约肌痉挛,使体内酶系统的代谢异常,使人体的脂质、蛋白质的合成减慢,分解加速,影响创面愈合,妨碍管腔中脓液的引流[2]。或因术后换药不及时或处置不当,使得创面假愈合或桥形粘连。

（5）创面内留有异物,如线头、棉絮等,被周围肉芽组织包埋。

（6）伤口缝合时留有间隙或死腔,或缝合张力过大。

（7）患有某些全身疾病。如糖尿病患者由于高血糖可直接影响成纤维细胞的生长及胶原的合成,或是糖尿病患者动脉粥样硬化及其小血管的分布状态也会影响创面的愈合。其他如贫血、结核、恶性肿瘤、自身免疫性疾病、慢性肾衰竭、各种原因引起的全身营养不良等均会引起创面愈合缓慢。另外,肠道慢性炎症性疾病(如溃疡性结肠炎、克罗恩病等)由于肠道内排出的刺激性分泌,使创面长期处于感染状态,创面也会难以愈合。

(8)术后久坐、换药填塞敷料过紧可造成局部血运较差、缺氧,影响愈合。

(9)长期应用抗生素可能会导致肠道菌群失调,而一些肠道细菌在相互作用下可参与人体的维生素合成,一旦菌群失调后,其体内会出现部分维生素缺乏,导致创面愈合缓慢。

参考文献

[1] Jonsson K, Jensen J A, Goodson W H, et al. Tissue oxygenstion anemia and perfusion in relation to wound healing in surgical patients[J]. Ann Surg,1991,214(5):605.

[2] Hinman C D, Maibach H. Effect of air exposure and occlusion on experimental human skin wounds[J]. Nature,1963,200:377. https://doi.org/10.1038/200377a0.

【张海岩解答】 中医学认为,肛瘘形成乃因肛周脓肿久溃不愈,肛门乃足太阳膀胱经所主,机体湿热余毒下注于膀胱,终致热胜肉腐,日久则成漏。明代汪机在《外科理例·论恶肉四十二》中指出:"恶肉者,腐肉也。痈疽溃后,腐肉凝滞,必须去之,推陈致新之意……"腐肉的存在,影响了创面新鲜肉芽组织的正常生长,只有祛腐才能生新。

《医学源流论》指出"外科之法,最重外治"。即有效中药直接用于创面,促进术后创面愈合,即"药达病所,投之可致",可达到清热解毒、祛瘀止痛、化腐平胬生肌的作用,促进创面愈合的疗效是确切的。

1. 中药熏洗法

熏洗在中医学中又称"气熨""塌渍""淋洗"等,具有温经通络、散瘀通脉的功效,药物通过汤剂热力及药效经过局部皮肤而起到止痛,促进创面生长,从而达到缩短创面愈合时间的目的。中药熏洗直达病所,荡涤瘀肿,肿退痛消,对促进术后创面愈合、缓解疼痛均有良效。若是患者肛瘘术后创面较疼,或是年老体弱不能长时间耐受,也可采用湿热敷的方法,同样能够明显减少创面分泌物,促进手术切口的愈合,软化瘢痕,保护肛门术后功能。

2. 中药外敷法

《外科大成》提出了"凡用挂线……如线落口开者敷生肌散"的中药外敷疗法。中药外敷采用散剂、膏状药剂等,将其涂抹在患者的创面,是一种外敷中药的方式,具有活血散瘀、消炎止痛、收敛止血、生肌敛疮等功效。

3. 箍围疗法

中医独特外治法之一,具有箍集围聚、收束疮毒、除寒热、调气血的作用,分为敷围和涂围。箍围疗法用药时,和一般的涂搽法不同,只需将药涂在患处四周,在一定程度上可以使用药范围减小,从而使药物的透皮吸入量减少,毒副作用减轻,特别是一些副作用大的药物。吴尚先《理瀹骈文》称围药功用:"一是拔,一是截。凡病症聚结之处,拔之则病自出,无深入内陷之患,病所经由之处,以截之则邪自出,无妄行传变之虞。"裘沛然认为箍围疗法是借助于箍围药的截毒、束毒、拔毒作用而起到清热解毒、消肿止痛、温经化瘀等作用的一种敷贴方法。今人朱仁康认为,"围药是将药物围敷于患处,依靠药物的箍聚疮毒作用,收束疮形,制止毒邪扩散,使疮疡易消,易溃易敛的一种外治方法。"

4. 药线疗法

药线疗法是中医外科最具特色的传统外治法之一。该法通常是将药线插入窦道及溃疡内,借助药物的提脓祛腐作用及药线之线形,使坏死组织附着于药线引流而出,从而达到泄浊的作用[1]。

参考文献

[1] 杨云,赵红波,葛志明,等.中药药线对口引流法在复杂性肛瘘术后创面愈合观察[J].宁夏医学杂志,2013,35(10):708-710.

【杨巍解答】　肛瘘术后创面虽在局部,然其发生、发展和变化均与脏腑功能失调密切相关,故中药内服可通过调整改善患者的内部身体条件,从而达到促进创面愈合的疗效。中医主要以消、托、补三法治之。

1. 消法

适合热毒较重患者,主要人群为青中年患者,体型偏壮实,男性为多。换药时可见创面颜色鲜红,周围分泌物较多,颜色发黄,质稠厚,或伴有异味。患者往往会有口干、口苦、大便干燥、小便短赤等热偏盛表现,舌质红,少苔或苔黄腻,脉滑数或弦数。用托里消毒饮可促进血液循环,改善创口局部微循环,从而促进肛瘘术后开放性创口的愈合;止痛如神汤可明显减轻术后疼痛,促进创面愈合。

2. 补托法

人体各组织均受气血滋润与濡养,术后创面修复也有赖于气的推动和血的营养。手术过程会耗气伤血,如果患者自身气血亏虚,或又恰逢月经期,加之饮食或休息欠佳,气血得不到有效补充,这时很可能出现创面愈合缓慢的情况。患病主要人群为中老年患者,体型偏瘦弱,女性为多。换药时可观察到近期肉芽组织生长缓慢,创面颜色粉红,新生肉芽组织薄弱,患者精神状况较差,舌淡红,边有齿痕,苔薄白,脉沉细弱等。

第五章　便　秘

〜〜〜〜〜〜〜〜〜〜〜〜〜〜〜〜〜〜〜〜〜〜〜〜〜〜〜〜〜〜〜〜〜〜〜〜〜〜

第❶问　如何从中医角度认识顽固性便秘的病因病机？推荐用药有哪些？

　　中医学认为便秘主要由于脏腑气机升降失调，大肠传化失司，津亏肠燥所致，其病位在大肠，但与脏腑、气血津液、精神情志等因素密切相关。我们该如何从中医角度认识顽固性便秘的病因病机？推荐用药有哪些呢？

【瞿胤解答】　顽固性便秘主要从脏论治，具体如下。

1. 从肺论治

《医经精义·脏腑之言》曰："大肠之所以能转导者，以其为肺之腑，肺气下达故能转导。"肺主宣发肃降，主一身之气，与大肠相表里，经脉相互络属，肺气宣发可濡润大肠等转导器官，燥屎难结，肺气肃降可推动大肠糟粕之转导，出入循于自然。肺病则肠亦病，一则肺失清肃，肺气不降，致使大肠气机郁滞，转导通降失司，津液难以下达，糟粕内停而成便秘[1]，正如朱震亨每治肠痹（大便秘结）时，必开肺气，疏通转导，上窍开泄，下窍自通；二则肺气虚则难以助脾运化，大肠津液不布，肠道失润，使得糟粕留滞肠道难以排出；三则肺燥热下移于大肠，使大肠转导失职亦会导致便秘。清代《石室秘录·大便闭结》说："大便闭结，人以为大肠燥甚，谁知是肺燥乎？肺燥则清肃之气不能下行于大肠。"唐宗海在《血证论·脏腑病机论》曾有言："大肠司燥金，喜润而恶燥……与肺相表里，故病多治肺之法治之。"因此，在治疗便秘时必须注重调理肺气，巧用宣肃肺气、补益肺气及清肺燥的方法[2]。临床上使除常用紫菀、苦杏仁、桔梗等宣肺理气之品外，亦配伍黄芪、党参、白术等补益肺气、清肺燥之品，紫菀可开提宣发肺气,苦杏仁能下气润燥以助肺气肃降;取桔梗之升,苦杏仁之降,一升一降,肺气宣降出入有序,大肠之气则随之转导顺畅,便秘自除,即取"上窍开泄,下窍自通"之意,以治其根本。

2. 从肾论治

《素问·金匮真言论》曰:"北方黑色,入通于肾,开窍于二阴,藏精于肾。"肾为阴阳之根本,生气之源,主五液,开窍于二阴而司二便,肠腑的转导功能依赖于肾气推动,阴之濡润,阳之温煦。《杂病源流犀烛》谓:"大便闭结,肾病也。"均提出从肾论治。一则肾水不足,又或肾阴消耗过多导致肠道津液不布而致便秘;二则肾阳虚,大肠失于温煦,温运无力,粪便艰难下行而致便秘。肾主五液,司二便,肾实则津液充足,津足则大便润泽顺畅而下,反之肾虚则津液枯竭,粪便便会出现燥结难下。肾阴为一身阴液之根本,肾阴亏虚,肠道津液生成匮乏而干燥;肠道干燥则无水以润肠,粪便干结难以下行[2];脾肾阳虚,则肠失温润,转导失职,糟粕停滞。老年人肾气渐衰,命门火衰,元阴、元阳化源不足,元阴不足不能充养肺、胃,润泽大肠,元阳不足不能上温脾阳,或年轻人起居无常,房劳过度,损伤阳气,温运无力等均可导致便秘[3]。故临床应用黄芪、熟附子、干姜、党参、厚朴等温中健脾之品时,常配伍肉苁蓉、怀牛膝、仙茅、淫羊藿、锁阳等补肾助阳,润肠通便。

3. 从脾论治

《素问·玉机真脏论》曰:"脾不及则令人九窍不通。"脾主运化,负责传输水谷精微物质和津液,脾气虚则运化失司,致使大肠传化无力,大量水谷精微物质停滞于肠内,津液被吸收,致津亏肠燥,大便秘结难下。同时脾主统血,脾气不足导致血虚,大肠失于滋养濡润亦可致便秘。《伤寒论》曰:"脾约者,其人大便坚。"脾主运化,主升清,为气血生化之源。若患者素体脾气虚弱,或嗜食辛辣,饮食失调,思虑劳倦过度,损伤脾土,宿食易积于肠胃而酿生湿热,致肠胃气机郁阻不畅,食物难以正常运化而致便秘;或病程日久耗伤脾胃正气,脾气不足则中气不升,运化无力,津液不能下布大肠,且大肠转导无力,往往会出现虽存便意,临厕努挣乏力,便难排出。脾气虚不能为胃行其津液,临床常意在温运脾阳以行布津液,如重用生白术,取其"振动脾阳,而又最富脂膏,本能滋津液,万无伤阴之虑"之功,发挥白术通便的双重功效:一是健脾益气,以行推动之功,增强胃肠蠕动功能;二是生津蠕动,使肠道津液充足,濡濡滋润,粪质不燥[2]。白术配伍厚朴、枳壳行气宽中、通腑消积,双向调节胃肠道功能,临床疗效颇佳。

4. 从肝论治

《临证指南医案·肝风》有肝"体阴而用阳"之说。肝主疏泄,性主升动,喜条达而恶抑郁,肝气调达则土木温和,气血运行顺畅,大肠转导如常。唐宗海在《金匮要略浅注补正》指出:"肝主疏泄大便,肝气既逆,则不疏泄,便难。"一旦肝木失于温养,或壅遏化火,以致肝气调达不利,一方面木不疏土、肝脾不调,会引起脾胃运化失司、气机逆乱,直接影响大肠转导功能,久之甚或酿生湿热、聚积宿食,进一步阻滞气机,变生他症;另一方面肝气郁结则津血布化失司,肠道失润,影响糟粕的顺利下传。正如《素灵微蕴·噎膈解》提出:"饮食消腐,其权在脾,粪溺疏泄,其职在肝。"此外,顽固性便秘患者常病程较长,迁延难愈,患者往往会出现情绪忧郁,愤郁不伸,一方面情志刺激可致气机瘀滞,升降不利,大肠转导失职而大便秘结;另一方面,便秘日久,又能反向破坏情志心情,加剧便秘,两者相互影响,致使疾病反复发作,迁延日久则缠绵难愈。朱震亨在《丹溪心法》上有言:"郁者,结聚而不得发越,当升者不生,当降者不降,当变化者不得变化也,此为传化失常。"[4]顽固性便秘的临床治疗应注重条达肝气,肝气顺畅则脾土健运,气机如常,津血流通,肠胃濡润,进而达到肠通气畅的治疗目的,这既符合《素问·标本病传论》"小大不利治其标"之旨,又暗含治病求本之妙。临床用药要适当加用一些疏肝行气的药物,如柴胡、枳壳、白芍、延胡索、川楝子等以疏泄肝气,推荡气机,使腑气下降,气机通畅。

参考文献

[1] 陈道恒.活血化瘀宣肺调气法治疗顽固性便秘——程焕章临诊经验谈[J].上海中医药杂志,2001,35(3):29,30.

[2] 吴本升,陈玉根.朱秉宜教授治疗顽固性便秘经验介绍[J].新中医,2012,44(7):213,214.

[3] 黄伟.李恩宽治疗顽固性便秘验案[J].河南中医,2012,32(12):1709,1710.

[4] 门睿诚,苏娟萍.苏娟萍用解郁法治疗疑难便秘临床经验探析[J].黑龙江中医药,2018,47(1):46,47.

【陆宏解答】 顽固性便秘主要从虚实论治,具体如下。

1. 从虚论治

肾为先天之本，主一身阳气之根本，老年便秘患者多因肾阳亏虚，大肠失煦，温运无力所致，往往是由于乱用攻伐，久服大黄、番泻叶等苦寒泻下之品，虽获一时之快利，但长期服用弊病甚多，苦寒之品其性通降，一则耗伤阳气，阳虚则寒凝，肠道经脉气血因寒涩滞，谷道失于濡养，萎弱失用；二则败胃害肝，中阳受损，土寒不化，肝失疏泄，清浊不分，清气不升，浊气不降，糟粕排出艰涩不畅，大便则不复行矣[1]。肾阳久虚可致脾阳亏虚，脾肾阳虚则肠失温润，转导失司，以致糟粕内停。阳虚便秘者常以解便困难、排便不爽多见，或因久泻，或因久病卧床，或因秉素不足而致脾虚中气下陷，如厕则虚坐努责。临床常用黄芪、党参、熟附子、干姜、枳实等温阳理中健脾，用淫羊藿、仙茅、锁阳等补肾助阳，润肠通便[2]。

老年人阴液本亏，加之久服苦寒伤脾，攻邪伤正，不仅徒泄大肠津液，还更加耗损真阴，易形成火有余而水不足之证候，肠道干燥失于濡润，肠腑气机不畅，故见大便干结。正如《古今医统大全·秘结候》云："如投以快药利之，津液走，气血耗，虽暂通，而即秘矣。"阴虚便秘者临床主要症见大便艰难、大便干结如栗、腹胀、便意不尽等，治法当滋阴润肠以治其标，滋补肾水以治其本，水火既济，则大肠津润[3]。此外，虽"补虚"为治疗的第一要务，但在治疗时应注意滋养阴液与补气温阳并用，使阴液充足，气化如常，则肠道运化通畅。故临床常用玄参、生地黄、知母、麦冬、熟地黄等滋阴之品配伍生白术振动脾阳，诸药合用以补为通。秉承张介宾"善补阳者，必于阴中求阳，则阳得阴助而生化无穷；善补阴者，必于阳中求阴，则阴所得阳升而源泉不竭"的思想，补虚过程中不可只补阳或只补阴，需要阴阳结合，也不可补之过量，因补而滞壅。

2. 从实论治

实为邪实，也可为腑实，热盛、血瘀、气滞、湿盛、食郁皆可致便秘，其临床主要特点是肠腑有宿便难以排出，粪便干结成块状，颜色多呈黑褐色。以湿热下注型便秘为例，患者嗜食辛辣、油腻之品损伤脾胃，宿食易积于肠胃，酿生湿热，致使肠胃气机郁滞不畅，食物难以正常运化，久之而成便秘；长期久坐，运动量减少，会引起脾胃功能减退，气血运行缓慢，运化迟滞，蕴生湿热而成便秘；情志损伤、思虑忧愁，使肝失疏泄、心火亢盛，损伤脾胃而致便秘；滥用滋补之品滋腻脾胃气机运行，久而化生湿浊，导致便秘[4-6]。《素问玄机原病式》中有言:"风、热、火,同阳也;燥、湿、寒,同阴也……故火胜金而风生,则风能胜湿,热能耗液而反寒,阳实阴虚,则风热胜于水湿而为燥也。热燥在里,耗其津液,故大便秘结,消渴生焉。"治疗湿热下注型便秘应以运脾理气、化湿为主,同时兼具宣畅肺气、疏通肝气,畅中并施,开上通下。临床常用生大黄、枳实、厚朴、牛膝等清热燥湿,配伍川芎、香附行气,桃仁、牡丹皮活血化瘀。

参考文献
[1] 冯大勇,王晏美,范学顺.补阳还五汤化裁治疗顽固性便秘[J].中日友好医院学报,2010,24(5):317.
[2] 丛军.蔡淦辨证治疗功能性便秘经验[J].上海中医药杂志,2008,42(1):11,12.
[3] 吴本升,陈玉根.朱秉宜教授治疗顽固性便秘经验介绍[J].新中医,2012,44(7):213,214.
[4] 张建薇,葛兆霞,杨燕,等.老年患者便秘的影响因素分析与护理[J].护士进修杂志,2013,28(9):800,801.
[5] 潘飞辰,沈洪.中医治疗功能性便秘研究进展[J].河南中医,2015,35(7):1718-1720
[6] 张宏亮.加减三仁汤治疗湿热蕴脾型便秘的临床价值分析[J].内蒙古中医药,2014,33(3):34.

【仇菲解答】　顽固性便秘主要从气血论治,具体如下。

老年人年老体虚,肾气渐衰,天癸将竭,气血两虚,气虚则肠道传运无力,血虚则肠道失于濡润,故便秘者居多。而顽固性便秘病程大多迁延难愈,久病耗气伤血,而气血的亏耗终将影响气血运行而致血瘀,故有"久病必虚,久病兼瘀"之说[1]。久病气血亏虚,血虚津少,肠道失于濡润,既可使粪便质硬干结,壅滞肠壁血络而成瘀,也可因血虚津少,血不足以充于脉,使脉道空虚,气血运行艰涩,肠壁瘀血更重。该种便秘临床常表现为大便秘结,或粪便不干,但排便困难,便次少,便意频频而如厕难解。该病宜从虚、从瘀论治,将祛瘀寓于补虚之中。谨遵气虚、血虚、血瘀的病机,用药惟精,意在缓缓图之而不求速达,切勿妄投苦寒攻伐之品而犯虚虚实实之误。临床常用当归、川芎、赤芍、生地黄、桃仁、生白术等补养两用的药物,当归补血活血、润燥滑肠,取其"血滞能通,血虚能补,血枯能润,血乱能扶"之效;川芎、赤芍、生地黄既能活血又能养血,且生地黄有生津润燥之功以助大便下行;桃仁苦甘,苦以泄滞血,甘以生新血,既能破血祛瘀,又能润燥滑肠;生白术健脾通便兼养血补虚,《本草通玄》言其为"补脾胃之药,更无出其右者,土旺则清气善升,而精微上奉;浊气善降,而糟粕下降"[2]。唐宗海《血证论·便闭》云:"二便皆脾胃之出路,小便是清道属气,大便是浊道属血。"从虚、从瘀论治老年顽固性便秘的过程中应注意到几点:一是单纯攻下并不能解决顽固性便秘,我们主张针对不同的病机选用副作用较小的润肠通便药物,少用、慎用苦寒攻伐峻下之品,强调峻烈药物长期、反复服用必然耗伤气血津液,使肠胃燥热更甚,从而加重便秘[1]。二是应该注意养血补血,行气温阳,尤需注意补虚勿壅滞。

参考文献

[1] 陈道恒.活血化瘀宣肺调气法治疗顽固性便秘——程焕章临诊经验谈[J].上海中医药杂志,2001,35(3):29,30.
[2] 李国峰,高一人,田振国.活血化瘀补虚论治老年顽固性便秘经验[J].中国卫生标准管理,2018,9(11):120-122.

第 2 问 如何根据"肺与大肠相表里"的理论指导肛肠病的诊治?

"肺与大肠相表里"理论源于《黄帝内经》,《灵枢·本输》《灵枢·本脏》首次提出脏腑相合关系——"肺合大肠"。唐代孙思邈首次提出"肺与大肠相表里"的理论,一直沿用至今。目前国内外学者在"肺与大肠相表里"理论指导下,对肺系、肠系疾病进行观察研究,采用肺病治肠、肠病治肺、肺肠同治等方法,百花齐放。肛肠病的病理过程往往表现出一脏多腑、一腑多脏的相关性,如何根据"肺与大肠相表里"理论指导肛肠病的诊治呢?

【瞿胤解答】 "肺与大肠相表里"这一理论最早可以追溯到《黄帝内经》,《灵枢·本输》《灵枢·本脏》中最早提出了"肺合大肠"的理论,即肺与大肠在结构上相互联系,功能上相互辅助,病理上相互影响,治疗上相互贯通。在《素问·调经论》中提及:"五脏者,故得六腑与为表里。"《灵枢·九针论》中提出:"手阳明太阴为表里。"[1]这几句原文是从经络和脏腑两个角度来表现肺合大肠的关系,可以视为"肺与大肠相表里"理论最早雏形。随后在《中藏经·卷上》提出"肺……与大肠为表里,手太阴是其经也",至唐代孙思邈总结《华佗神方·治咳嗽要诀》时提出"肺与大肠相表里,肺疾则大肠之力不足",此时,"肺与大肠相表里"这一概念正式提出。

在理论的形成过程中,经历了两个阶段。第一个阶段,源于《黄帝内经》中脏腑相合理论,提出"肺合大肠"概念,认为肺与大肠相同而合、相异而合,肺与大肠同源于元气、形态中空、色白相同,位置一上一下、一阴一阳相异,共同发挥主排浊、主出入、司开合之功能,两脏器相辅相成、相互促进、互为基础。由此可见,"肺与大肠相表里"的原文虽然还没有出现在《素问》《灵枢》之中,但肺合大肠、脏与腑为表里等说法,已经具备了肺与大肠相表里的实际内容。第二个阶段,在隋唐时期医学文献中,逐渐将在《素问》《灵枢》中零散的肺合大肠、手太阴与手阳明为表里的表述引申开来,进一步发展肺合大肠理论的应用[2]。《诸病源候论》曰:"肺与大肠合。大肠为腑,主表;肺为脏,主里。"为后世肺与大肠相表里的归纳奠定了基础。唐代孙思邈《备急千金要方》记载了"凡肺脏象金,与大肠合为腑。其经手太阴与阳明为表里"。明确肺合大肠,其经脉为表里关系。

《灵枢·经脉》云:"肺手太阴之脉,起于中焦,下络大肠,还循胃口,上膈属肺。"《中藏经》云:"大肠者,肺之腑也,为转导之司,监仓之官。肺病久不已,则传入大肠。"[3]指出了肺与大肠之间在经络上相互络属,在生理、病理上又相互依存,两者的相互关系体现如下:①《黄帝内经》中关于手太阴肺经和手阳明大肠经的经脉循行描述,提示经脉络属可能是肺与大肠相表里的重要沟通基础,经络沟通构成了人体最重要的物质基础之气血的畅通运行,人体气血始入手太阴肺经,从少商出,入商阳,而注于手阳明大肠经的气血通路。肺与大肠经脉络属提供了两者之间相关联的物质基础,同时为人体物质基础之气血相通提供了条件。② 大肠是六腑之一,是水谷转导的重要环节,大肠转导水谷需要借助肺气才能实现,肺主气,调节人体气机升降,通调全身水道。因此,大肠的功能运作需借助肺气在气机升降、水液代谢、水谷转导上的帮助。③ 肺在五脏六腑之中位置最高,覆盖他脏,故有"华盖"之称,与肺正相反,大肠位于人体最下端,连通魄门,为人身之下极。《难经·三十五难》云:"经言心营、肺卫,通行阳气,故居在上;大肠、小肠,传阴气而下,故居在下。所以相去而远也。"肺与大肠位于上下两极是因"通阳气""传阴气"的职责不同,两者气机相互通应是"肺与大肠相表里"的解剖基础,高下之间的呼应也是相互的。因此,肺、大肠两者在经络上、生理上、解剖上关系密切,因而当肺病发作时,往往在病理上是会通过病病及肠,产生相互作用、相互影响的关系,肺与大肠之间相互传变,在辨证施治上因考虑整体观,肛肠疾病从肺论治,肺肠同治,可收到满意的效果。

参考文献

[1] 傅贞亮.内经讲义[M].长沙:湖南科学技术出版社,1985:66.
[2] 谢华.黄帝内经[M].北京:中医古籍出版社,2000:121.
[3] 王键,郜峦,邓勇,等."肺与大肠相表里"理论历史源流和发展[J].中国中医基础医学杂志,2012,18(9):932.

【郑德解答】 北宋时期产生了两部重要的方书:王怀隐《太平圣惠方》和宋徽宗署名的《圣济总录》。这两部方书是集当时流行的医方为主体所编撰的大型综合性医方书,内容十分广泛,体例有相似之处,也第一次将"肺与大肠相表里"的理论在临床实践中广泛运用。

《太平圣惠方》卷一设有"辨五脏六腑经脉所合法",其中记载:"肺脉曰手太阴,与大肠脉曰手阳明合。"[1]这一记载把肺、大肠冠在所属的经脉名之前,从而把脏腑与经脉结合在一起。事实上,宋代及其以后,藏象学说与经脉学说已经完成互相结合的历程。在临床上将肺与大肠相联系的记载越来越多。《太平圣惠方》卷六治"大肠虚冷诸方"记载:"夫大肠合于肺,手阳明是其经也,为转导之府,化物出焉。若虚则生寒,寒则肠鸣泄痢,食不消化,皮肤干燥。则是大肠虚冷之候也。"原文提到属于肺相应的皮肤干燥是由于虚则生寒,肠鸣泄痢不化所致,是属于大肠虚冷的临床症状之一。又卷六治"肺脏壅热诸方"中载有"治肺脏壅热,心胸烦闷,嗽逆,食少,大肠不利,宜服紫菀散方";治"大肠实热诸方"中载有"治大肠实热,上气喘咳,心神烦闷,宜服杏仁散方"。这两个方子中,"紫菀散方"治疗"肺脏壅热",既有肺系证候(烦闷、嗽逆);又有肠系证候(食少、大肠不利),予紫菀、桔梗清肺热,大黄、朴硝清利肠热,肺肠同治。"杏仁散方"治疗"大肠实热",用大黄清大肠实热,杏仁、黄芩清肺热。这两个方子分别针对肺病、肠病证候,治则上体现肺肠同治。此外,在伤寒病中如果出现肺脏壅热、大肠不通、小便黄赤、心神烦喘时可服由紫苏茎叶、木通、桑白皮、紫菀、黄芩、大黄、赤茯苓、甘草组成的方剂。这些方剂无论是在治肺脏壅热还是大肠实热之时,都充分考虑到肺肠同治。

北宋期间另一部方书《圣济总录》中,详细记述了大量的肺与大肠之间病症,肺与大肠的关系愈来愈受到医家的重视。《圣济总录》卷四十九"肺痿之下治肺痿唾脓血多咳嗽,曰渐羸劣,紫菀汤方"记载:"食后温服,要利加朴硝少许,汤澄下。此疾利多,为肺与大肠合,故秘涩者少。"这是在论述用肺合大肠的理论,解释肺痿之病少有大便秘涩症状的原因。

《圣济总录》卷一百四十二在"血痔"条下有论曰:"血痔者,肺热流毒也。肺与大肠为表里,今肺脏蕴热,毒气流渗,入于大肠。血性得热则流散,故因便而肛肠重痛,清血随出也。"[2]这是将肺与大肠互为表里用来解释血痔病源的最佳例证。在该病中,虽然病位在大肠,但根据脏腑配合理论,其病本在肺,病因在肺脏蕴热,肺病及肠,证候上血热则毒散而肛肠重痛,下迫肛门,而发便血,故而治则上必须清肺利肠。从病因病机上体现肺与大肠相表里的理论,在治则上体现肺肠同治的理念。

从文献中可以看出,肺病及肠或从肺治肠时,最常见的肛肠病有泄泻、便秘、便血等,肛肠病伴肺部症状常见有咳嗽、发热,肠部症状常见有大便秘结、泄泻、便血、便溏等,可以看出根据"肺与大肠相表里"的理论在治疗肛肠疾病时,更多侧重于因肺病导致的大肠转导功能失调产生的病证:肺部多有咳嗽、发热、喘闷等症状;排便异常,如大便秘结、泄泻、便血、便溏则是肠部主要集中点。而古代文献在肺病及肠证候特点的表述中,比较集中的是肺热移肠、肺气郁闭、气机阻滞的病理特点,肺热下移大肠而致肺热与大肠热并见,肺气郁闭导致大肠气机阻滞。因此,在肛肠疾病的诊治中,所见肠系局部症状时需考虑是否存在肺气失宣、气机不畅的问题,避免头痛医头、脚痛医脚的局促,在治疗特征上多以清热、滋阴、宣畅肺气为特色。

参考文献

[1] 王咪咪,李林.唐容川医学全书[M].北京:中国中医药出版社,1999:351.
[2] 杜毅,孟凡红."肺与大肠相表里"探究[J].中国中医基础医学杂志,2008:14(11):878,879.

【杨巍解答】 古代文献从秦汉到明清各时期,对于有关肺与大肠相表里的文字表述众多,各有不同,归结起来主要有以下三类说法:肺合大肠、肺与大肠为表里、肺与大肠相表里[1,2]。其中将肺与大肠间的关系用到了几种表述:"合""为""相",对于不同表述需要更深层次去理解,这里"合"是指对合、对应、相符的意思;"为"应作"使其成为"的解释;"相"理解为"相互看做"。综合来看,"肺与大肠相表里"的含义可以理解为通过肺与大肠之间互相观察彼此内在、外在,即肺可为表也可为里,大肠亦是如此,两者之间的表里关系实际上是相互表征,体现相互配合的关系。

在肛肠疾病中,根据"肺与大肠相表里"的理论实际运用,肺病及肠,病邪首先是犯肺,而后传之于肠,导致多种肛肠疾患发生如"便秘""痔瘘病""脱肛""泄泻"等。在发病过程中肺病与肠病又相互传变,对于肛肠病来说,肺病为本,肠病为标,治则上通过理肺而治肠。以常见肛肠疾病便秘、痔病、便血来举例。

1. 便秘

《血证论》提及:"肺与大肠相表里,肺遗热于大肠则便结,肺津不润则便结,肺气不降则便结。肺遗热者,人参泻肺汤治之。肺津不润者,清燥救肺汤治之。肺气不降者,清燥救肺汤合四磨汤,再重加杏仁,或少加葶苈子治之。"[3]可知便秘发病与肺气不降、肺气不足,可致大便难;肺实热、虚热,出现肺热移肠,可致大便难。《古今医统大全》云:"大肠属金,其本燥。妇人五脏不调,七情偏胜,则肺金不能生水下滋大肠,则大肠燥而大便结矣。"《医学原理》亦云:"如燥居大肠,即作秘结之症;燥在肺经,即作皮肤皲揭之患。随其燥之致,即作是经之病。故经云:诸涩枯涸,干劲皲揭,皆属于燥。乃阳明燥金,肺与大肠主之是也。"故而可知津亏液耗,肺燥无以润肠,可致大便难。《证治要诀》中还首次提到风秘,即风搏肺脏,传于大肠而便秘。即肺风传肠,而成风秘。综上所述,便秘的发生与肺燥、肺热、肺气不降、肺失所养有关,在治疗上多选用宣肺降气药物,如杏仁、瓜蒌、郁金、桔梗、麦冬、枇杷叶等。

2. 痔疮、便血

《张氏医通》云:"金匮温经汤治经水不调崩带,及唇口干燥,并治经阻不通,咳嗽便血,此肺移热于大肠也。"可知肺热移肠,火迫血行而便血。《临证指南医案》亦云:"(便血)如漏卮不已耳,肺病致燥涩,宜润宜降,如桑麻丸,及天冬、地黄、银花、柿饼之类是也。"肺病致燥亦可由肺入肠发为便血。《血证论》又云："世谓肠风下血,问肠何以有风,则以外风由肺伤入大肠,内风由肝煽动血分。"[3]外感风邪犯肺,由肺及肠,而致便血。综上可知,便血可由肺热移肠,肺燥在上,肺燥致燥涩便血,肠风下行,迫血妄行。在治疗上可用清热、滋阴药物侧柏叶、地榆、槐角、黄芩、生地黄、石斛、桔梗、牡丹皮、栀子等。

　　临床上常见的肛肠病,不仅有局部症状的便血、便秘、便意迫切、里急后重、肛门下坠等肛门局部刺激症状外,而常常兼有胸闷、咳嗽、喘憋等症状,正合"肺与大肠相表里"的理论,肺、肠两者从生理、病理上相互作用,互为基础,发生病变时,相互转化,即脏病及腑、腑病及脏。因此在临床上辨证属肺卫失调导致的肛肠病治疗应考虑从肺论治,肺肠同治,下病上取,开肺奏效。

参考文献

[1]　姚春鹏.黄帝内经[M].北京:中华书局,2010:3.
[2]　裘沛然,丁光迪.中医各家学说[M].北京:人民卫生出版社,1999:182-289.
[3]　唐宗海.血证论[M].北京:人民卫生出版社,2013:88-92.

第3问　中医药治疗便秘有何优势?

　　便秘的发病率较高,治疗方法均多种多样,各有各的优势及劣势,中医药治疗便秘是特色治疗方式,那么中医药治疗便秘有何优势呢?

　　【陈天解答】　目前慢性便秘的病因尚未完全明确,引起便秘的原因众多。包括功能性疾病、器质性疾病及药物的使用均可导致便秘。其中功能性疾病包括功能性便秘、功能性排便障碍、肠易激综合征。器质性疾病包括肠道疾病、内分泌代谢性疾病、神经系统疾病及肌肉疾病,肠道疾病,如结肠肿瘤、结肠憩室、肠腔狭窄或梗阻、巨结肠、直肠脱垂、痔、肛裂、肛周脓肿、痉挛性肛门直肠痛等;内分泌代谢性疾病,如严重脱水、糖尿病、甲状腺功能减退症、甲状旁腺功能亢进症、高钙血症、低钾血症等;神经系统疾病,如自主神经病变、脑血管疾病、认知障碍、帕金森病;肌肉疾病,如淀粉样变性、硬皮病、皮肌炎、系统性硬化病。药物的使用,如抗抑郁药、抗癫痫药、解痉药、钙拮抗剂、利尿剂、阿片类药物、非甾体类抗炎药等,其中常见的为阿片类药物所致便秘。

目前西医治疗便秘的方式有很多种,包括一般治疗如每日增加纤维素 25~35 g,增加水分的摄入,每日适度运动,建立良好的排便习惯,结肠活动在晨起和餐后时最为活跃,建议患者在晨起或早餐后 2 h 内尝试排便,因为此时可以激发"起立反射"和"进食反射",排便时集中精力,减少外界因素的干扰。还可通过生物反馈治疗、精神心理治疗。治疗药物包括各种种类,适用于病情从轻到重,不同种类药物都有自己的优缺点。注射疗法利用自体防御性质的炎性反应形成纤维化的瘢痕组织,形成粘连,直肠黏膜固定于直肠壁肌层上,促使其紧缩。

中医认为,便秘的病机关键是大肠转导失常,肠道气机郁滞,涉及的脏腑以大肠为主,与肺、脾、胃、肝、肾等脏腑关系密切。中医治疗包括有中药内治法及外治法。中医外治法如穴位埋线、针刺、耳穴埋豆、中药脐疗、雷火灸等。中医关于便秘,辨证以阴阳为纲领,分为实秘和虚秘,顾名思义,即为实证便秘和虚证便秘。

【彭云花解答】 西医目前关于便秘主要以泻药为主,容积类泻药通过滞留粪便中的水分,增加粪便的含水量和增加粪便体积从而起作用的,服药时应补充足够多的液体,如小麦纤维素或硫酸镁。渗透性泻药可以在肠内形成高渗状态,吸收水分,增加粪便体积,刺激肠道蠕动,不改变肠道内正常的 pH,不引起结肠胀气,不导致水电解质失衡,不含有糖分,糖尿病患者亦可使用,如聚乙二醇、乳果糖。促动力药作用于肠神经末梢、释放运动型神经递质、拮抗抑制性神经递质或直接作用于平滑肌,增加肠道动力,如莫沙必利、西沙比利。促分泌药可刺激肠液分泌、促进排便,如鲁比前列酮、利那洛肽。刺激性泻药作用于肠神经系统,增强肠道动力、刺激肠道分泌,如比沙可啶、蒽醌类。灌肠剂和栓剂通过肛内给药,润滑并刺激肠壁、软化粪便而便于排出,如复方角菜酸酯栓、甘油灌肠剂。但服用大剂量的泻药会导致水电解质紊乱。便秘也可进行手术,手术要根据患者便秘原因采用不同手术方式,有经腹手术、经会阴手术、经尾骶部手术、腹腔镜手术等,各手术方式针对不同类型便秘有各自的优劣势。术式种类主要包括次全结肠切除术+回直肠吻合术、回肠乙状结肠吻合术、左半结肠切除横结肠直肠吻合术等,根据病变的部位、功能状况选择不同术式。在 2000 年美国胃肠病学会上专家指出：结肠无力,对泻剂、纤维素膳食及促动力药都无效时,应考虑行全结肠切除术+回肠直肠吻合术。

正如王充在《论衡》中提到"欲得长生,肠中常清,欲得不死,肠中无滓",葛洪在《抱朴子》中提到的"若要衍生,肠胃要清",都说明了保持大便通畅与健康长寿关系密切。"肠中得清,方得始终",因此便秘的治疗目的不仅是通便,还应该包括恢复正常的胃肠运转和排空,调节粪便质地,解除便秘所引起的不适,建立正常排便规律和排便行为等。便秘患者首选口服泻剂或开塞露等灌肠制剂,这些药不仅被许多医生滥用,而且患者长期使用接触类泻剂易产生药物的依赖性,排便困难情况不能从根本上得到治疗,反而更加顽固,于是就要反复多次或长期施用,多数患者的用药量越来越大,效果却越来越差,故临床不建议长期使用。

在众多的中医疗法中,口服中药无疑是最方便、最受患者喜爱亦较易实现的方法。杨巍教授认为,慢性便秘多由脏腑功能失调、气血津液紊乱、大肠转导失常,五脏六腑功能失调所致,如脾胃热盛、肺脾气虚、肝气郁结等,而气血津液的生成、运行依赖脏腑气机调和,气机不畅,气血津液紊乱,大肠传化物功能失司则见便秘。另外,便秘又有虚实之分,因此杨巍教授在辨证论治基础上结合多年临床经验,提出清热祛湿和补虚润养的理念,自创对应的实秘方和虚秘方,分别针对实证便秘和虚证便秘。实秘方一则清热祛湿以解湿热,二则行气消积以调气机;而虚秘方一则补益气阴以扶正固本,二则养血润肠以助行舟。中医药疗法相比于单纯的西医疗法有较明显的优势。

杨巍教授实秘方组成为紫苏梗、藿香梗、制何首乌、肉苁蓉、全瓜蒌、厚朴、枳实、黄芩、黄柏、生白术、陈皮、豆蔻仁。在"润下"的基础上强调治疗根本,即对混合痔术后患者的湿热体质进行调理和纠正,以润肠通便之法治其标,以清热祛湿之法纠其本。

杨巍教授虚秘方组成为生白术、黄芪、麦冬、太子参、玄参、当归、陈皮、肉豆蔻、全瓜蒌、何首乌、肉苁蓉、火麻仁。黄芪、党参、炒白术、陈皮、当归几味相配伍,取"补中益气"之意,麦冬、北沙参、党参同用,则具有滋阴生津通便的作用,对虚证便秘患者具有"增液行舟"的功效,配合润肠的甜苁蓉、火麻仁等疗效立现。

【杨巍解答】 人体正常排便时,含有定量的膳食纤维素的肠道内容物,以正常速度进行蠕动,及时抵达排便感受器,刺激肛管直肠诱发排便反射,作用于盆底肌群,通过盆底肌群的协调活动,进行大便的排出动作。便秘在中医学属"便秘"范畴,也可属于现代医学"盆底功能障碍",其病机为肠腑转导失常,其病因病机归纳为气虚下陷、肾虚不固、湿热下注,病位虽在大肠,但同时与五脏功能及阴阳气血功能失调密不可分。《素问·五脏别论》提出:"……魄门亦为五脏使,水谷不得久藏。"《圣济总录·大便秘涩》言:"大便秘涩,盖非一证,皆荣卫不调,阴阳之气相持也。"历代医家认为,肠腑转导失常与气机升降失常密切相关,清气不升、浊气不降、脾的运化失司、肝的疏泄失司、肾虚肺燥、大肠的转导失常,均可引起大便异常。

因此,要全方位调节五脏六腑之功能,中医药无疑是个绝佳选择。

临床上往往发现实证便秘较虚证便秘更易改善缓解,而虚证便秘因其在体格检查方面与西医的直肠黏膜内脱垂所致便秘极为相似。直肠黏膜内脱垂所致便秘,是指直肠黏膜层或全层套脱入肛管内或远端直肠腔内,但直肠黏膜未脱出肛门,松弛的直肠黏膜堆积于肛管口引起的便秘。临床表现为肛门坠胀、排便不尽、排便努挣、用时长,症状与气阴两虚型便秘相同,并且随着病程的发展,直肠黏膜松弛的程度愈发严重,可导致排便困难,甚至需手助粪便排出,排便频率高,有肛门梗阻感,加大排便力度会使梗阻感加重,便不尽感。有肛门坠胀感,尤其是长时间站立或长时间维持坐姿后肛门坠胀的症状更加明显,正如"人类站起来了,器官却脱降下去了"。这些表现符合中气下陷的特征,并且发现通过补气、养阴后症状得以改善。关于直肠黏膜内脱垂所致性便秘的病因,可能归咎于不良的排便习惯、慢性腹泻、妇女多次经产等病史,造成解剖上的缺陷而致便秘。另外,长期便秘,排便时的反复刺激加重,腹内压反复增大,患者的直肠黏膜脱垂症状可能愈发严重,因此直肠黏膜内脱垂与便秘互为因果。

虚证便秘较为难治,其原因在于不仅有气阴两虚这些整体症状,还存在解剖器质上的改变。治疗上当以中西医结合,一方面中医药改善体质,另一方面西医解剖复位。经长期的临床实践证明,中药联合自动痔疮套扎器点状套扎有较好的疗效,中医药治疗便秘特别是虚证便秘有其独特的疗效,且具有不易引起药物依赖性的优势,促进肠动力,增加肠蠕动,但无法作用到脱垂的直肠黏膜本身。手术套扎术虽然可以将松弛的直肠黏膜上提、悬吊以达到解剖复位,但对于整体气质改善欠缺,大多术后便秘仍存在,因此中药联合自动痔疮套扎器点状套扎既促进肠蠕动,改善肠动力,又能达到解剖复位。

中医学强调从整体出发,其特点在于可以对症治疗,调理患者体质,解决引起排便困难的根本原因,标本兼顾而非简单的对症治疗。多数患者经过长期调理之后,体质改善,从而缓解便秘症状,最重要的是停药后疗效具有一定的持续性,复发少。

第六章 炎症性肠炎

第1问 为什么扶正祛瘀在治疗溃疡性结肠炎中那么重要？

溃疡性结肠炎在中医学中并没有直接对应的病名，多归于"泄泻""痢疾"，对于溃疡性结肠炎或相似疾病的治疗，多以清热解毒、利湿排痈为治疗原则，然而最近很多学者和文献报道，溃疡性结肠炎的治疗不能忘记扶助正气和活血化瘀，这是为何？

【吴闿解答】 溃疡性结肠炎是西医病名，中医并无此名，其与痢疾最为相似。《黄帝内经》最早将痢疾称为"肠澼"[1]。《素问·太阴阳明论》曰："饮食不节，起居不时……下为飧泄，久为肠澼。"[1]杨上善《太素·调阴阳》中注解云："澼，泄脓血也。"[2]肠澼本意为肠间水，引申为下利，故肠澼乃是一个症状，意为便下脓血。

秦越人将痢疾称之为"小肠泄""大瘕泄"，描述小肠泄为溲而便脓血，大瘕泄则为里急后重且欲便而不能便。《难经·五十七难》中有记载："大瘕泄者，里急后重，数至圊而不能便，茎中痛。""证见溲而便脓血，少腹痛。"中医中小肠的泌别清浊的作用，有点像结肠吸收水分，向下转导粪便的作用。故可以认为"小肠泄"更像溃疡性结肠炎，而"大瘕泄"更像是阿米巴痢疾，且"瘕"有"结块、虫"意。

张机将泄泻和痢疾统称为"下利"，并拟定白头翁汤治疗湿热痢、桃花汤治疗虚寒痢。巢元方《诸病源候论》将痢疾分为21种，休息痢与慢性溃疡性结肠炎最为相似。孙思邈将大便涩滞难下、脓血便者为"滞下"。严用和首次提出"痢疾"病名。

　　导致溃疡性结肠炎发病的病因有外感六淫,而感受暑湿、湿热、寒湿之邪最易发病,其中属暑湿最甚,暑湿邪客肠道,湿热蕴蒸,与肠道气血相搏,导致大肠转导失司,热灼肉腐,酿化成脓成血,产生下利脓血。《东垣十书》谓:"今时值长夏,湿热大盛,正当客气胜而主气弱也,故肠之病甚。"

　　中医学认为过食肥甘厚味及辛辣刺激食物是主要的饮食不节因素。过食肥甘厚味可损伤脾胃,导致食谷不化,易化湿生热,湿热阻滞中下二焦可壅滞肠道;而过多食用辛辣刺激食物则易伤气耗血,使气血湿热凝滞于肠道脂膜,热灼肉腐,酿化成脓而发。

　　而情志失调也会导致肠道疾病,中医认为肝主疏泄,调畅情志,促进脾胃运化。反之情志失调,则会影响脾胃纳运;同时,思虑忧郁也会伤脾,脾胃纳运失司,则聚湿停食,湿食壅滞大肠,致肠道气血阻滞,大肠转导失司,湿蕴大肠可生湿热,日久则热灼肉腐,酿化成脓而发病或复发。故《素问·调经论》有记载:"志有余则腹胀飧泄。"《素问·举痛论》亦曰:"怒则气逆,甚则呕血及飧泄。"

　　中医学认为素体脾肾亏虚,则水湿运化失调,可致水湿内停;而且肾阳不足,或年老体弱,命门火衰,阳气亏虚,火不生土则水谷不化,正如《景岳全书·泄泻》所言:"肾为胃关……阳气未复,阴气盛极之时,即令人洞泄不止也。"湿食交阻于大肠,日久可致肉腐血败,发为下利脓血。内伤劳倦也是导致溃疡性结肠炎发病的重要因素之一。《脾胃论·脾胃胜衰论》中言:"形体劳役则脾病,脾病则怠惰嗜卧,四肢不收,大便泄泻;脾既病,则胃不能独行津液,故亦从而病焉。"内伤劳倦太过,损伤脾胃,脾胃伤则不能运化水谷,清浊不分又可导致湿食阻滞肠间,日久肠间肉腐成脓,则可表现为大便泻痢。而脾虚日久,或脾肾阳虚,阴寒内盛,使泄痢反复发作,病程缠绵难愈。

　　溃疡性结肠炎的总体病机为虚实夹杂,主要相关脏腑有肝、脾、肾、大肠,其中肝、脾、肾为病机关键,大肠为发病之所。关于痢疾的病机,古籍中也有相关记载,例如,《素问·评热病论》中曰:"邪之所凑,其气必虚。"《景岳全书》论述:"饮食失节……致脾胃受伤……乃至合污下降,而泻痢作"与"肾为胃关……命门火衰则无以温煦脾阳,脾阳亏虚,则水谷无以运化,见下利"说明脾肾阳虚是导致泄泻的最直接病机。就像感受湿热、饮食不节或肝郁气结一样,这些都是导致脾虚的因素,而不是直接导致泻下的原因。《景岳全书·痢疾》中指出："凡里急后重,病在广肠最下之处,其病本不在肠而在脾肾。"[3]

故根据溃疡性结肠炎的病因病机,中医学制定了相应的辨证论治原则和方案,分为寒热错杂型、湿热积滞型、寒湿积滞型及气血不足型等证型,具体有相应的治法和方药。溃疡性结肠炎患者往往病程缠绵,反复难愈,越来越多的临床医生及科学研究发现,若单纯按照教科书上从外感、内伤、湿热、疫毒等方面去论治,以清热、燥湿、健脾、止泻等治法为主,初期依此治疗虽可获短期疗效,但只能缓解症状,不能治其根本,且常反复发作。

中医认为"久病必虚""久病必瘀",下痢脓血日久可耗伤气阴,导致阴阳虚损;而血行不畅,或血虚不运都可致血瘀聚集,而气虚血不得摄,能加重出血;血虚伤阴又可致阴血亏损,如此反复可致恶性循环。瘀血作为血行失度、血脉不畅的病理产物,又是该病的一种致病因素,并可与他邪相互联系,所以不治或久治不愈必然加重病情甚至变生他病。所以说,气血瘀滞在该病发病中具有重要意义。

有报道称溃疡性结肠炎患者血液多呈高凝状态,并与结肠黏膜损伤程度呈正相关,且发现病变肠道有大量微血栓形成,采用抗凝治疗能减轻便脓血症状,说明该病兼夹瘀血。另有研究发现,溃疡性结肠炎患者纤维结肠镜检查特点为结肠黏膜充血水肿,糜烂溃疡,黏膜粗糙,颗粒样增生,假息肉形成等也为瘀血之证,溃疡性结肠炎病机为肠腑的气血亏虚、瘀血阻滞。

参考文献

[1] 佚名.黄帝内经[M].北京:中国医药科技出版社,1992:521.

[2] 杨上善.黄帝内经太素[M].北京:中国医药科技出版社,2007:277.

[3] 张介宾.景岳全书[M].北京:中国人民大学出版社,2010:1027.

【杨巍解答】 根据溃疡性结肠炎的诱发因素、发病机制及发病特点,结合临床经验,根据病程分期分为三种主要证型:早期多为湿热积滞,兼夹血瘀型;中期多为气虚脾弱,瘀血阻滞型;后期多为脾肾阳虚,气滞血瘀型[1]。

湿热积滞,兼夹血瘀型当以清热利湿、固本化瘀为治疗原则。溃疡性结肠炎初期证候多表现为胃肠湿热,肠络瘀滞,因为溃疡性结肠炎发病多以感受湿热为主,湿热郁久化火,腐血为脓,湿盛则生濡泄,肠络受损,下迫为血,胃肠气机不畅,气血壅滞,故初期可见腹痛,腹泻,便下黏液脓血,里急后重,舌红,苔黄腻,脉多滑数。常用中药:地锦草、鸡眼草、生薏苡仁、熟薏苡仁、黄柏、白头翁、败酱草等清热祛湿;桃仁、红花、赤芍、川芎等化瘀通滞;黄芪、党参扶正固本;腹胀里急后重者加厚朴、木香理气消胀;热重于湿者改黄柏为黄芩、黄连以增大清热力量;泄泻日行数次可加防风炭、炒葛根、诃子止泻。鸡眼草苦凉,清热解毒利湿力强,并兼有健脾扶正的作用。《民间常用草药汇编》也有"治吐血,泻痢及小儿疳疾"[2]的记载。地锦草辛平,治血痢、疡肿效佳,《本草汇言》言:"地锦,凉血散血,解毒止痢之药也。善通流血脉,专消解毒疮。"现代药理研究认为,地锦草对多种肠道致病性球菌及杆菌有明显的抑菌作用,并能快速缩短模型小鼠的凝血时间及出血时间。

气虚脾弱,瘀血阻滞型当以扶正健脾,活血祛瘀为治疗原则。该病若治疗不及时或延误病情,日久不愈可进一步损伤脾胃肠道正气,脾胃气虚,湿热弥留,本虚标实兼见,并可互为因果,脾胃虚弱,胃肠运化失常,水湿停滞,蕴而生热,湿热交错,血络受损,迫血妄行,发为脓血黏液便。该证多见于老年患者,正气不足,体质较弱,病程较长,可见腹部隐隐作痛,腹泻脓血黏液便,肛门坠胀,神疲乏力,面色萎黄,舌淡,苔薄白,脉濡缓。治当扶正健脾,活血化瘀,可予黄芪、太子参等补气健脾,黄芪健脾补中,托毒生肌,为治疗本虚标实疮疡的良药。太子参补气健脾,生津润肺,现代研究其具有抗氧化活性作用[3]。白术为补脾胃利湿之良药,并可佐以白术、茯苓等利湿,有利于健脾益气,并可适当加用生地黄滋阴养血,因为这个阶段患者多阴血受伤,仅补气健脾不能有效治疗该病,可能仍然存在最初的致病邪气——湿热,故可根据辨证信息,加以清热利湿之药,如鸡眼草、马齿苋、地锦草、蒲公英等;鸡眼草主要作用为清热解毒、健脾利湿,《民间常用草药汇编》有"治吐血,泻痢及小儿疳疾"的记载。地锦草清热止痢,凉血止血,并"善通流血脉",是治血痢、疡肿之良药。而活血化瘀药当属桃仁、红花为最佳,桃仁、红花活血化瘀,有治疗瘀血诸证之效;当然不能忘了行气血之药,川芎为"血中之气药",是调气和血的良品。湿重者加藿香、佩兰;便血日久者加赤芍、牡丹皮;腹胀甚者加厚朴、枳壳、大腹皮;便次多者加芡实;纳食不香者多用鸡内金、谷芽、麦芽、焦山楂、神曲消食导滞。

脾肾阳虚,气滞血瘀型当以温助脾肾,化瘀通滞为治疗原则,溃疡性结肠炎缠绵不愈,耗伤正气可累及下焦,耗气伤阴,日久及阳,虚寒内滞,可见形寒肢冷,腰膝酸软,耳鸣乏力,大便可见下痢脓血,反复发作,腹痛隐隐,腹胀明显,面色晦暗,舌暗,苔少或无,脉细弱。常用中药:淫羊藿、补骨脂、芡实、炮姜温中助阳;桃仁、当归、丹参、川牛膝活血化瘀;鸡眼草、地锦草、败酱草除湿解毒;阳虚重者可加肉桂、炙附子;腹泻重者加用五味子、乌梅;腹痛甚者加延胡索、白芍;血瘀重者用红花、丹参等。脾肾之阳乃人体赖以生存之火,此两者不足,生机可危,该阶段多虚寒留滞,脾肾阳虚,邪留难去,此时阳虚是主要矛盾,扶阳可助祛瘀,瘀祛才能新生[4]。

以长期的临床治疗溃疡性结肠炎的经验来看,治疗溃疡性结肠炎的方药中,注重扶正和祛瘀往往能收到更好的治疗效果,这并不是说治疗溃疡性结肠炎一定要补虚化瘀,并且治疗过程中不能完全忘记该病的病机特点,在辨明主症时可兼顾扶正祛瘀,在治疗过程中,也可适当加予扶助正气、活血化瘀通滞的药物,这甚至要贯彻在整个溃疡性结肠炎的治疗过程中。

参考文献

[1] 吴闯,王振宜,张海岩,等.扶正祛瘀法治疗溃疡性结肠炎研究[J].长春中医药大学学报,2012,28(3):441-443.

[2] 成都市卫生局.民间常用草药汇编(修订本)[M].成都:四川人民出版社,1965:57.

[3] 吴闯,王芳,王振宜.从瘀虚论治溃疡性结肠炎[J].山东中医杂志,2012,31(10):731,732.

[4] 朱立,王新月.王新月教授对溃疡性结肠炎病因病机的认识[J].吉林中医药,2010,30(1):271-273.

第 2 问 克罗恩病肠壁纤维化的发病机制是什么?

克罗恩病是肛肠科和消化科的疑难病。肠壁纤维化是克罗恩病的严重并发症,可能导致肠腔狭窄、肠梗阻。肠壁纤维化主要是由间质细胞(interstitial cell, IC)的增生引起的,是炎性损伤修复的适应过程,也可以认为是在易感基因的基础上出现肠道微生物免疫失调与肠黏膜免疫失调的相互作用。如何认识克罗恩病肠壁纤维化的微观发病机制,对克罗恩病抗纤维化治疗有着重要意义。

【唐诚解答】 克罗恩病是一种肠道慢性炎症性疾病,可影响胃肠道的任何部分。肠壁纤维化是克罗恩病的严重并发症,可能导致肠腔狭窄、肠梗阻。不幸的是,目前没有特定的抗纤维化治疗法可用。超过 80% 的克罗恩病患者在他们的一生中必须接受至少 1 次手术,术后肠道狭窄的复发也比较常见[1]。对克罗恩病纤维化机制的研究表明,纤维化主要是由 IC 的增生引起的,包括成纤维细胞、肌成纤维细胞和平滑肌细胞。这些细胞暴露于促纤维化的环境中,会增加细胞外基质(extra cellular matrix, ECM)的沉积及交联酶的分泌,促使组织重构、肠壁僵硬。

克罗恩病肠壁纤维化的病理特征为患处纤维组织增生、ECM 过度沉积而使肠壁增厚。克罗恩病狭窄肠壁免疫组化显示黏膜下层存在大量的平滑肌细胞,胶原广泛沉积于黏膜肌层,致使肌层明显增厚。狭窄处 I 型、III 型、IV 型、V 型胶原 mRNA 和胶原蛋白表达增加。正常肠壁中主要的胶原亚型为 I 型、III 型和 V 型,而在克罗恩病狭窄肠段中,总胶原蛋白明显增多,且以 III 型、V 亚型增高为主,而 III 型胶原因有较强的收缩能力使肠腔狭窄更为明显。另外,广泛存在于组织与组织液中的纤维连接蛋白是结缔组织基质的重要结构糖蛋白,可促进细胞的生长和参与细胞之间、细胞与基质之间的粘连。

当肠道受到损伤,肠道中的成纤维细胞不能修复黏膜组织的缺损时,肠道上皮细胞可转化为 IC 迁移至受损处,使缺损的肠道屏障得到修复,这一过程称为上皮-间质转化(epithelial-mesenchymal transition, EMT)[2]。在克罗恩病中,慢性肠道炎症会导致黏膜损伤,从而触发 IC 产生 ECM 并恢复组织完整性。相反,肠壁纤维狭窄的发展代表过度的组织修复反应,胶原蛋白丰富的 ECM 发生病理性沉积。在正常的组织修复反应中,炎症会引发一系列事件,包括免疫细胞和 IC 的激活,从而触发细胞因子、蛋白酶、趋化因子和生长因子的分泌,该反应受到严格控制,限制了 IC 的增殖、迁移和 ECM 的产生,随后炎症和纤维化信号得以消除。但是,在致病性组织重塑的环境中,控制 ECM 表达和降解的机制无法在适当的水平上起作用。在克罗恩病患者中,肌成纤维细胞被认为是 I 型胶原 mRNA 表达增加和肌层胶原沉积的主要部位。然而,从克罗恩病中分离出的肠道平滑肌细胞也会产生大量的 ECM。从组织学上讲,这导致从黏膜到固有肌层整个肠壁的透壁增厚,III 型和 V 型胶原密集沉积,黏膜下纤维肌层消失,肌层固有层增生。引发纤维化反应的机制受体液、细胞和环境因素的调控。

目前,与 EMT 有关的钙黏蛋白和特定的整合素已用于其他纤维化疾病,如特发性肺纤维化的治疗,为克罗恩病纤维化治疗提供了新的方向。

参考文献

[1] Li J, Mao R, Kurada S, et al. Pathogenesis of fibrostenosing Crohn's disease [J]. Translational research: the journal of laboratory and clinical medicine, 2019, 209: 39 - 54.

[2] 欧洋肖,陈维雄.上皮-间质转化在克罗恩病肠道纤维化中的作用[J].国际消化病杂志,2012,32(1): 18 - 20.

【吴闯解答】 克罗恩病作为炎症性肠病的一种,特征性表现为肠道纤维化,之后病情可进展为肠道狭窄、肠梗阻,严重影响着人们的日常生活。纤维化是炎性损伤修复的适应过程,炎性反应可导致细胞损伤,炎性介质过度释放,使成纤维细胞激活、增殖,继而导致 ECM 的过度沉积。

1. 致肠壁纤维化的细胞

平滑肌细胞、成纤维细胞、肌成纤维细胞参与肠壁纤维化的调节。炎症初期,成纤维细胞大量增殖活化,使胶原大量沉积。激活后的成纤维细胞可发生表型变异,转化为肌成纤维细胞,合成 ECM 的能力增强。肥大细胞存在于克罗恩病患者肠道黏膜下层和肌层中,可刺激成纤维细胞增殖,同时合成胶原蛋白,促使胶原蛋白聚集。克罗恩病肛瘘瘘管浸润的巨噬细胞、浆细胞、淋巴细胞可分泌多种致炎因子,如白细胞介素 1(IL-1)、白细胞介素 6(IL-6)、白细胞介素 8(IL-8)和肿瘤坏死因子 α(TNF-α),这些致炎因子可增加胰岛素样生长因子 1(IGF-1)的表达,对纤维化病变有显著影响。在炎症、缺氧、损伤等作用刺激后,纤维细胞、内皮细胞、上皮细胞、外膜细胞可被激活,表达成纤维细胞的生物学标志物,如弹性蛋白,获得形成肠道胶原和纤维蛋白的能力,同时其迁移和渗透能力发生改变。

2. 致纤维化的细胞介质

(1) 转化生长因子 β(TGF-β):TGF-β 是纤维化形成过程中的核心因子,主要有 3 种亚型,分别为 TGF-β1、TGF-β2、TGF-β3。前两者有重要的致纤维化作用,后者能诱导修复但不引起纤维化。TGF-β 可以有效地激活 IC,促进纤维化反应。TGF-β 的过表达使动物模型易患肠道纤维化,并且克罗恩病相关肠壁狭窄表明 TGF-β 的产生显著增加。虽然开发阻断 TGF-β 信号的疗法对于治疗纤维化似乎很有吸引力,但应谨慎对待在克罗恩病范围内调节 TGF-β 的活性。一方面,降低 TGF-β 诱导的 MC 激活和成纤维活性可能会限制重塑过程;另一方面,降低 TGF-β 对调节性 T 细胞的免疫调节功能可能导致炎症加剧。TGF-β1 基因敲除的动物模型表现出全身性自身免疫综合征这一事实支持了这种观点。TGF-β 胞内的信号转导主要通过 Smad 蛋白途径[1]。因此,通过增强内源性调节途径或抑制进入 TGF-β/Smad 途径的其他促纤维化介质的活性来选择性调节 TGF-β 信号转导的策略,可能会提供治疗纤维化的替代方法。

(2) 结缔组织生长因子(connective tissue growth factor, CTGF):CTGF 是 TGF-β 的下游效应分子,能调节纤维化、凋亡、血管发生、细胞迁移、肿瘤增殖和转移。在纤维化过程中,能促进细胞类型(如成纤维细胞、多形软骨细胞、骨成纤维细胞)的相互转化,并能促进 Ⅰ 型胶原和纤维蛋白的表达,引起 ECM 的重构。CTGF 的表达受包括 TGF-β、TNF-α、机械应激等多种因素的影响。TNF-α 对 CTGF 的作用较复杂。有实验表明,在致炎因子 TNF-α 作用下,TGF-β 依赖的 CTGF 表达减少,表明 TNF-α 具有一定的抗纤维化作用,因而推测 TNF-α 单克隆抗体——英夫利西单抗可能会促进克罗恩病肠腔狭窄形成,但是也有研究认为英夫利西单抗具有抗纤维化作用,仍需要进一步研究探讨英夫利西单抗对纤维化的作用。

(3) 胰岛素样生长因子(insulin-like growth factor, IGF):主要由固有层 IC 分泌,是一种多肽激素,能刺激成纤维细胞、肌成纤维细胞和平滑肌细胞的增殖,同时刺激它们合成胶原,亦能防御成纤维细胞、平滑肌细胞凋亡。在肠壁炎症致纤维化形成过程中,TGF-β1 可促进 IGF-1 的分泌并上调其 mRNA 的表达,加快纤维化进程。李平[2]等研究发现,IGF-1 可促进肠道成纤维细胞迁移,可能通过 PI3K/Akt 信号转导通路诱导刺激细胞迁移和侵袭的神经性黏附素 N-cadherin 表达,可能通过 MAPK 信号途径诱导成纤维细胞合成胶原。克罗恩病的炎症是透壁性的,溃疡性结肠炎的炎症只限于黏膜层和黏膜下层;克罗恩病的肠壁全层表达 IGF-1 受体,溃疡性结肠炎的黏膜层和黏膜下层存在 IGF-1 受体。活动期克罗恩病的炎症和纤维化部位 IGF-1 mRNA 和 IGF-1 表达的增加也说明了 IGF-1 在炎症和纤维化过程的作用。

（4）基质金属蛋白酶(matrix metalloproteinase, MMPs)及其抑制剂：MMPs 是一组能降解 ECM 成分的金属蛋白酶,能去除促进纤维化的凋亡细胞,并产生白细胞介素 10(IL-10),而 IL-10 能抑制成纤维细胞 TGF-β 依赖性胶原产生。MMPs 的活性可被基质金属蛋白酶抑制剂(tissue inhibitor of metalloproteinases, TIMPs)所抑制。生理情况下,MMPs 和 TIMPs 保持平衡,是维持 ECM 正常代谢的关键。炎症性肠病肠活检组织中 MMPs mRNA 和蛋白质水平的过表达,而基质金属蛋白酶抑制剂 1(TIMP1)的表达无明显变化。克罗恩病狭窄肠道中,肌成纤维细胞 TIMP1 活性增高,抑制 MMPs 的活性,从而抑制了 ECM 的降解,导致纤维化反应加快加强。因此,MMPs/TIMPs 失衡可能是使 ECM 沉积增加而致肠壁纤维化的重要原因。

克罗恩病是一种反复发作的肠道慢性炎症性疾病,大量炎性细胞释放的炎性因子刺激成纤维细胞、平滑肌细胞、肌成纤维细胞,产生Ⅰ型、Ⅲ型、Ⅳ型、Ⅴ型胶原蛋白,使其在肠壁沉积,进而导致纤维化形成。对以上致纤维化细胞及致纤维化介质的研究,可能为今后特异性靶向治疗提供新思路。

参考文献

[1] 徐丽,徐萍萍,韩真. 克罗恩病肠壁纤维化的分子与信号转导机制的研究进展[J]. 国际消化病杂志,2016,36(4)：227-230.
[2] 李平. IGF-1 和白藜芦醇对克罗恩病大鼠肠纤维化的作用和机制研究[D].南京：南京医科大学,2014.

【杨巍解答】 克罗恩病主要以肠道节段性炎症和透壁性损害为特点,随着病情进展,常出现肠道纤维化病变。克罗恩病肠壁纤维化的病理改变的机制可以认为是在易感基因的基础上出现肠道微生物与肠黏膜的免疫失调相互作用,产生炎症细胞浸润,释放炎症介质,进一步激活成纤维细胞、肌成纤维细胞、平滑肌细胞,产生Ⅰ型、Ⅲ型、Ⅳ型、Ⅴ型胶原蛋白。这些胶原蛋白在肠壁沉积,导致肠壁的纤维化。纤维化可以继发于肠壁炎症,也可以独立于炎症。肠壁黏膜的破损、溃疡可促进食物和微生物抗原进入肠壁,微生物和免疫可能也参与纤维化病变过程。

1. 肠道微生物

肠道微生物是肠壁纤维化发展所必需的。在克罗恩病患者中,慢性炎症引起的黏膜屏障功能受损导致细菌移位进入黏膜的数量增加,从而促进宿主与微生物相互作用。肠腔微生物通过其病原相关分子模式(pathogen-associated molecular pattern, PAMP)结合并活化肠道免疫细胞模式识别受体,激发强烈的免疫应答。影响细菌感应、识别或处理的基因变异,如核苷酸结合寡聚化结构域蛋白(NOD2)中的突变,与纤维狭窄性克罗恩病相关,缺乏粪便菌群的动物模型可保护其免于狭窄的发展。因此,通过改变肠道微生物来改变源自微生物群信号可能是狭窄性克罗恩病患者的另一种治疗方法。

2. 固有免疫细胞

巨噬细胞在克罗恩病肠道活动性病灶中活化并向 M2 型转变,M2 型巨噬细胞释放 TGF-β、IL-4、IL-10、IL-13,调控 TGF-β 的水平,并使肌成纤维细胞产生胶原[1]。树突状细胞(dendritic cell, DC)表达的整合素 αvβ8 水平在克罗恩病患者肠道中较正常人高,而 αvβ8 活化肠道内潜伏型 TGF-β,使其发挥促纤维化效应。固有淋巴细胞在纤维化过程中发挥何种作用仍值得探讨。肥大细胞广泛分布于皮肤、呼吸道、胃肠道等的结缔组织中,克罗恩病患者肠道肌层中大量的肥大细胞在反复炎症刺激下被活化且脱颗粒增加。脱颗粒产生的组胺、肾素、TNF-α、TGF-β、IFN-γ、成纤维细胞生长因子等能激活邻近成纤维细胞,使其迅速增殖并产生胶原,促进纤维化发生。

3. 获得性免疫细胞

获得性免疫反应和慢性组织炎症的诱导可能是导致 IC 异常激活、增殖的原因。一种简化的观点认为,Th2 型和 Th17 型免疫应答可促进克罗恩病中的致病性组织重塑,但尚未完全定义。IL-13 是另一种在体内和体外均能调节纤维化的细胞因子。IL-13 增强 TGF-β1 的分泌,诱导克罗恩病中平滑肌的收缩,并下调纤维蛋白原的形成,降低 MMPs 的成纤维细胞的生成,促进胶原沉积。在结肠炎的小鼠模型中,阻断 IL-13-α2 受体可减轻与炎症相关的纤维化。IL-17A 的表达在克罗恩病相关性狭窄中也被上调,从而对胶原蛋白和 TIMP1 产生影响。最后,其他生长因子的过表达,包括表皮生长因子(EGF)、胰岛素样生长因子(IGF-1、IGF-2)、CTGF 和血小板衍生生长因子(PDGF),对于纤维化的发展很重要,并且可能成为未来抗纤维化治疗的靶点。

对克罗恩病纤维化病理机制的研究,为我们制订抗纤维化治疗方法提供了新思路。李平[2]等通过研究证实白藜芦醇可通过下调 IGF-1R 的活性抑制其下游信号转导通路激活,从而抑制Ⅰ型胶原合成。张丹[3]等通过观察黄葵总黄酮(TFA)治疗组和克罗恩病模型组结肠炎症情况、结肠病理评分和纤维化评分发现,TFA在改善克罗恩病模型小鼠肠道炎症的同时能减轻肠道纤维化。徐速[4]等研究发现,三棱丸方可能通过激活过氧化物酶体增殖物激活受体-γ(PPAR-γ)抑制TGF-β1/Smads信号转导通路改善大鼠克罗恩病肠纤维化模型的纤维化程度。

参考文献

[1] 刘沙,季峰.免疫因素在克罗恩病肠道纤维化中的作用机制研究进展[J].国际消化病杂志,2018,38(3):174-178.

[2] 李平.IGF-1和白藜芦醇对克罗恩病大鼠肠纤维化的作用和机制研究[D].南京:南京医科大学,2014.

[3] 张丹,钱海华,杨柏霖,等.黄葵总黄酮对TNBS诱导克罗恩病小鼠肠纤维化的影响[J].江苏中医药,2017,49(3):76-79.

[4] 徐速.三棱丸方对克罗恩病肠纤维化的影响及机制研究[D].南京:南京中医药大学,2017.

第3问 如何预防克罗恩病肛瘘术后复发?

克罗恩病肛瘘有术后创口难愈合、术后复发率高的特点,在一回顾性研究中提到克罗恩病肛瘘2年内的复发率高达35%~59%[1]。如何预防克罗恩病肛瘘术后的复发是许多临床医生关心的问题。

参考文献

[1] 范子龙,李春雨.肛周克罗恩病18例临床分析[J].结直肠肛门外科,2015,21(2):84-86.

【杨巍解答】

1. 围术期生物制剂的应用

TNF-α是克罗恩病关键的促炎症反应介质,是多种信号转导通路的关键环节。抗TNF-α单克隆抗体可诱导表达TNF-α炎症细胞凋亡,促使炎症过程受抑,英夫利西单抗是其中具有代表性的一类药物。克罗恩病所致的复杂性肛瘘在有症状时应先行挂线引流。挂线引流可减轻克罗恩病肛瘘症状,避免局部脓液积聚,与英夫利西单抗联合使用能明显提高瘘管愈合的速度,延长再次复发时间。术后使用抗 TNF‐α 单克隆抗体可以明显加快克罗恩病肛瘘的瘘管愈合时间,降低克罗恩病肛瘘的复发率。

使用抗 TNF‐α 制剂的患者瘘口愈合时间、肛瘘复发率、肛瘘再发率均优于未使用抗 TNF‐α 制剂的患者。另外,对英夫利西单抗治疗有效的克罗恩病肛瘘患者,后续可以再进行每 8 周一次的英夫利西单抗维持治疗,能降低克罗恩病肛瘘的复发率。

2. 中医药治疗方法的应用

克罗恩病肛瘘是虚实夹杂,邪胜正衰,湿热蕴毒与脾气亏虚并存的,对克罗恩病肛瘘的治疗,中医学虽无明确记载,但可从"肛瘘""泄泻""肠痈""腹痛"等方面论治,根据相关中医古籍整理,"肠痈"与克罗恩病的联系最大[1],在此基础上有研究者采用"分期从痈论治"治疗克罗恩病,认为该病是毒瘀致痈,将肠道内的病变归类为"内痈",将肛周的病变归类为"外痈",肛瘘即属于"外痈"的范畴[2]。治疗克罗恩病始终是贯穿克罗恩病肛瘘治疗的重点,中医学强调治病求本,审证求因,克罗恩病肛瘘作为克罗恩病的并发症,其根本是导致克罗恩病的内因和外因的协同作用,汪机的《外科理例》中提及:"外科者,以其痈疽疮疡皆见于外,故以外科名之,然外科必本于内,知乎内,以求乎外,其如视诸掌乎。"治外必本诸内,中医学通过辨证论治后内服中药,外用熏洗中药、灌肠、针灸等方法进行治疗,运用消、托、补三法可以整体调节克罗恩病患者的疾病状态,标本兼顾,减轻克罗恩病及克罗恩病肛瘘的临床症状,降低手术的必要性,加速手术后创面的生长,延长手术后再次复发的时间,减少再次手术的风险。

(1)消法:对于"外痈"所代表的克罗恩病肛瘘活动期,中医无外乎从清热、解毒等方向进行治疗。

仙方活命饮作为"疮疡之圣药,外科之首方",有清热解毒、活血通络、消肿散结的功效,主治痈疽初起,红、肿、热、痛或已成脓而未溃者,专为有脓、肿、热、痛等症状的疾病而设,克罗恩病肛瘘的活动期症状恰恰就是脓、肿、热、痛,使用仙方活命饮再合适不过,在克罗恩病肛瘘具有脓、肿、热、痛等症状时使用仙方活命饮或类似方剂能够在一定程度上降低患者体内的炎症水平,降低患者体内克罗恩病的活动性,从而降低克罗恩病肛瘘术后复发的可能性。

(2)托法:克罗恩病肛瘘具有溃不能敛的特征,在肛瘘破溃流脓不尽时应使用托法,一方面,用补益的药物扶助正气;另一方面,应用透脓的药物透毒达表,使克罗恩病肛瘘病变趋于局限化,不至于热毒内陷,旁流走窜,从而达到托毒外出的目的。

托里消毒散主治疮疡肿毒,体虚气血不足,脓毒不易外达者,该方补虚解毒并行,故适用于治疗痈疽已成,因气血不足不能助其腐化之证。服用该方可使克罗恩病肛瘘加速溃破,使腐肉易脱,新肉自生,从而加速缓解克罗恩病肛瘘的炎症,使手术时需要切除的组织范围大幅度缩小,病灶清理更为彻底。

(3)补法:克罗恩病肛瘘虚证的主要病机是脾气虚弱,脾失健运,未经运化的水谷与水湿下注小肠,导致小肠清浊不分,故时常泄泻,继而在克罗恩病长期慢性腹痛腹泻的过程中,气血生化乏源,故能见全身虚弱症状。

四君子汤可用于食少便溏、面色萎黄、气虚乏力等脾胃气虚证的患者,该方益气健脾,助脾运化水湿,从源头上阻绝湿热之邪聚集于肛门,克罗恩病肛瘘术后应用四君子汤,能够降低克罗恩病疾病活动指数、血沉、C 反应蛋白、IL、TNF-α 和单核细胞趋化蛋白-1,控制体内炎症状态,诱导克罗恩病长期处于缓解期,自然减少了肛瘘复发的可能性。

参苓白术散可用于克罗恩病肛瘘的缓解期,该方补中气,渗湿浊,行气滞,脾气健运,湿邪得去,使克罗恩病肛瘘能够长期被稳定在缓解期,大大提高了患者的生活质量,降低了复发的可能性。

3. 新治疗技术的使用

有症状的皮下瘘、低位瘘采取瘘管切开术,对于有症状的高位复杂性肛瘘先使用引流挂线,再根据情况行黏膜推移术。但单纯的传统手术具有较高的复发率,无论是低位肛瘘的瘘管切开术,还是高位肛瘘进行的黏膜推移术,在术后都有较高的复发率。近年来间充质干细胞(mesenchymal stem cell,MSC)展现出了良好的疗效及维持效果。

MSC 属于中胚层的一类多能干细胞,具有免疫调节功能,在合适的微环境下可分化成骨细胞、脂肪细胞、软骨细胞等不同类型的 IC,其免疫调节功能及组织修复功能能够治疗克罗恩病肛瘘,缓解局部的炎症状态。MSC 的使用对于治疗克罗恩病复杂肛瘘来说是安全而有效的,不论 MSC 的来源是异体还是自体,在传统药物治疗和生物制剂治疗均无效时均可作为替代疗法进行尝试。目前有研究者将 MSC 和肛瘘栓结合,把自体 MSC 覆盖在肛瘘栓上,继而治疗克罗恩病肛瘘,但是仍缺少大样本多中心的临床试验以进一步明确其疗效及安全性。

总之,想要降低克罗恩病肛瘘术后的复发率,可以在围术期使用抗TNF‐α单克隆抗体,选择合适的术式,对合适的患者选用 MSC 治疗,通过辨证论治对患者克罗恩病肛瘘进行分型,再根据分型选择清热解毒、益气托毒、补益气血等方法进行治疗,代表方有仙方活命饮、四君子汤、参苓白术散、托里消毒散等。在其他治疗进行的同时可以对患者进行针灸辅助治疗,选穴可参考足三里、上巨虚、三阴交、太溪、公孙、太冲等穴,起到疏调肠腑气血、温养脾胃、补肾通络、疏肝理气的功效。

参考文献

[1] 李志雄.克罗恩病的中医古籍文献整理[D].广州: 广州中医药大学,2016.
[2] 董四海,汤翔,朱文,等.分期从痈论治肛周克罗恩病 36 例[J].湖南中医杂志, 2009,25(5): 72,73.

第七章 肛肠病围术期诊治策略

第一节 术 前 评 估

第 1 问 伴出血倾向(伴心脑血管疾病)的特殊痔患者能否手术治疗?

随着我国逐渐步入老龄化社会,痔的发病率和心脑血管疾病的发病率逐年上升,越来越多的心脑血管患者接受抗栓治疗(抗血小板药物、抗凝药物、降纤药物等治疗),该类患者存在心脑血管栓塞的高风险。而这部分患者中同时伴有出血倾向痔病的不在少数,尤其接受抗栓治疗的患者,往往难以通过保守治疗控制出血,最终不可避免地需要通过手术纠正出血情况,而手术会造成患者血液处于高凝状态,打破凝血系统和抗凝系统的平衡,以及术中、术后如存在出血风险时使用的止血药物,都是发生血栓的高危因素。那该类患者能手术治疗吗? 施行何种手术呢? 如何控制出血风险? 如何做好术中、术后出血的保障措施?

【瞿胤解答】 伴出血倾向的抗栓治疗痔病患者,往往存在难以保守治疗纠正的便血情况,需要通过外科手术的干预。首先,抗栓药物的使用,会加重痔的出血程度;其次,肛门部位具有特殊性,肛管直肠血管分布较多,手术后往往采用开放创面、存在术后 7~10 天痔核脱落阶段,肛门直肠出血可出现在整个围术期间。对于该类患者围术期的出血风险管理尤为重要。

围术期出血发生率较高的因素依次是合并原发性高血压(16.67%)、术中止血操作不规范(15.83%)、近期使用抗凝药 (14.17%)、伴有腹部肿瘤

（10.83%）和凝血功能异常（10.83%），可知合并原发性高血压、术中止血操作不规范、近期应用抗凝药、伴有腹部肿瘤和凝血功能异常是术后出血的高发因素。鉴于此，对于正在接受抗栓治疗的患者，能否进行手术，如何评估出血风险尤为重要。

（1）术前应进行详细的病史询问和查体，如是否有出血、易发瘀斑、黏膜出血、血尿等。至关重要的是一定要询问是否存在服用阿司匹林、硫酸氢氯吡格雷、华法林等药物。

（2）对于接受抗栓治疗的患者，应充分沟通进行手术的意图，评估内痔症状及出血程度，明确手术的必要性，了解患者对于治疗的期望值，是否可以进行保守替代治疗，量力而行。对于保守治疗无效的，如伴有出血倾向的内痔，引起中、重度贫血，严重影响患者身体健康的情况，应充分告知手术风险、手术方式选择等情况。

（3）目前国内、国外都没有明确的关于痔的手术风险评估的指南，但可以参考接受抗凝药物治疗的普外科患者围术期处理共识进行分级。目前应用较广泛的手术方式主要包括开放性术式、微创术式、闭合术式。根据术后创伤的大小，将术式出血风险由高到低排序：PPH 术>选择性痔上黏膜吻合术（tissue-selecting therapy stapler，TST）>外剥内扎术>痔套扎术>痔注射术。对于正在接受抗栓治疗或有高血栓风险的患者，术前沟通尤为重要，选择出血风险低的术式，不宜追求手术效果最大化，应解决主要矛盾。

（4）需要同时评估患者的血栓风险及所采取术式的出血风险，对于进行低出血风险痔疮手术（痔注射术、痔套扎术），一般不建议停用抗栓药物即刻进行手术。对于采取高出血风险痔疮手术（吻合器术式/外剥内扎术），可以不停用阿司匹林，但考虑停用华法林，如果患者同时为血栓栓塞低危人群，术前5 天停用华法林，注意凝血功能 INR 监测（如 INR>1.5，口服 1~2 mg 维生素 K），术后 12~24 h 恢复使用；如果患者同时为血栓栓塞高危人群，术前5 天停用华法林，进行桥接治疗，术前 2 天开始治疗剂量普通肝素或低分子肝素治疗，低分子肝素应于术前 24 h 停用，普通肝素于术前 4~6 h 停用。桥接治疗（确保 INR>2），术后恢复抗凝治疗时间根据出血风险。

对于接受抗栓治疗的患者，围术期出血风险高于正常人群，出血情况主要集中出现在术中、术后及痔核脱落期。对于围术期出血，首先要排除术中止血不彻底的因素,如果不是小血管出血,对无出、凝血功能障碍的渗血,一般止血方法效果很好,如电凝、超声刀、局部压迫等。对于术后出血及痔核脱落期出血,临床应用止血药物应根据出血的不同机制,有针对性地使用。对于长期抗凝或抗血小板治疗的患者,若出现围术期大量出血,停止或减量抗栓药物,另需要紧急拮抗这些药物的抗栓效应。过量使用肝素导致的出血,可以使用鱼精蛋白静脉注射拮抗;维生素 K_1 皮下注射,8~10 h 内可纠正华法林抗凝效果,但需追加剂量,口服维生素 K_1,可在 24 h 内纠正抗凝效果。新鲜冰冻血浆可提供必需凝血因子逆转华法林的作用。使用浓缩凝血酶原复合物(prothrombin complex concentrates,PCC),无须解冻或者配型,起效时间短,但会增加血栓风险。在不可逆的围术期出血时,介入下栓塞止血可以考虑。

【杨巍解答】 抗栓治疗的患者接手术治疗,矛盾点突出,为预防围术期发生血栓栓塞的风险,不可避免要进行抗凝治疗,同时使得在围术期出血风险增加,如何掌握这种平衡,除了简单的西药平衡对症治疗外,中医中药整体辨证观在这方面有着得天独厚的优势。中医药在痔的围术期通过辨证施治运用汤剂内服,可达到清热解毒、活血化瘀、利湿消肿、止血止痛的目的。

中医理论认为,对于减小围术期出血的风险,通过整体辨证,从痔的发病机制角度出发拟定治则,从整体观的角度进行辨证论治,而非一味微观使用止血药物,故而痔的围术期治疗应当注意加强清热利湿配合调理气血,以中医病证结合的思路,运用中药制剂来综合治疗,则具有较强的针对性。

对于痔的内治法应以凉血止血和清热燥湿为主要治则。曙光医院肛肠科经验用炒槐角、地榆、侧柏叶、黄柏、黄芩、生地黄等中药治疗,具有清热凉血、止血止痛之功效,是针对以出血为主要症状的各类痔[1]。方中槐角炒用,清热泻火、凉血止血而为君药;地榆凉血止血、解毒敛疮,侧柏叶凉血止血而兼收敛,黄柏、黄芩清热燥湿、泻火解毒止血,俱为臣药;生地黄清热凉血、养阴生津。诸药合用,既能清肠中热毒湿邪,又可养阴生津,从而使风热湿毒并除,气血流畅,病自已矣。根据该方研制出曙光医院院内制剂——痔血安合剂,从痔血安合剂组成来看,具有以下特点:① 几乎每味中药都具有一定的清热作用;② 仅地榆、茜草具有一定的止血作用;③ 方中运用黄芪补气养血摄血,运用升麻梳理气机;④ 火麻仁等润肠通便。痔血安合剂广泛运用于痔的围术期治疗,对于减少围术期出血效果显著。同时术后由于局部气血运行失常,常出现创面流渍水、疼痛、水肿等湿热下注和气血瘀滞证象,痔血安合剂能显著缓解术后创面疼痛,减少创面渗出,保持大便通畅[2]。

熏洗法是传统外治法之一,中医认为熏洗能"使气血得疏,患者自然爽快,亦取瘀滞得通,毒气得解,腐肉得脱,疼痛得减……"[3]一般认为术后创面多因金刀损伤,正虚邪实;病位在下,湿热下注;再加上脉络受损,气滞血瘀,故以"清热利湿、解毒散结、收敛生新"为治则,于围术期可加速创面愈合,减轻术后创面炎症反应,避免围术期出血发生。综上所述,通过中医药治疗适合接受抗栓治疗明显存在出血风险的围术期患者,中医药辨证施治治疗在痔的围术期具有明显的优势,针对患者整体的个性化治疗优势明显。内治、外治既可单独运用,也可联合运用起到协同作用,能更好地为特殊人群的安全治疗保驾护航。

参考文献

[1] 陆宏,杨巍.痔血宁合剂治疗混合痔术后脱线期出血的临床观察[J].上海中医药大学学报,2015,29(5):45-47.

[2] 张少军,杨巍,汪庆明,等.痔血宁合剂对湿热下注证痔病患者纤维降解和血管增生调控的影响[J].中华中医药学刊,2014,32(1):102-104.

[3] 郑德,张巍,王佳莹,等.坐浴温度对痔手术后中药熏洗疗效的影响[J].山东医药,2012,52(24):1-3.

第 2 问　肛肠病围术期抗栓药物如何使用?

对于正在接受抗栓治疗的患者而言,肛肠病围术期的管理将面临诸多挑战,最主要的矛盾是手术出血与血栓栓塞之间的矛盾。通常为了手术安全,多数患者需在围术期停用抗栓药物或降低抗栓药物强度,从而留出一定的抗栓治疗空白期使手术止血和手术安全得以保障。对于接受抗栓治疗的患者而言,在其抗栓治疗空白期内较其他患者更易于发生血栓;而抗栓药物对于凝血功能的抑制作用必然对手术止血提出挑战。对此,肛肠科医生将如何选择抗栓药物?

【王清园解答】 国内外相关指南对围术期抗栓治疗药物的使用略有不同,包括 2017 年《静脉血栓栓塞症抗凝治疗微循环血栓防治专家共识》(简称《中国专家共识 2017》)[1]、2016 年《中国普通外科围手术期血栓预防与管理指南》(简称《中国指南 2016》)[2]、2012 年《抗栓治疗和血栓预防临床实践指南》(简称《ACCP AT-9》)[3],以及 2016 年《抗凝和抗血小板治疗围术期管理》(简称《BCSH 2016》)[4]。

1. 抗血小板药物患者围术期静脉血栓栓塞症预防方法

抗血小板药物患者围术期静脉血栓栓塞症(venous thromboembolism, VTE)预防方法主要见表 7-1。对上述国内外相关指南中口服抗血小板药物患者围术期 VTE 预防方法进行汇总比较。《中国专家共识 2017》中未提及相关内容,则不加以比较。《中国指南 2016》和《ACCP AT-9》在阿司匹林停药时间上和《BCSH 2016》存在差异,同时《中国指南 2016》《BCSH 2016》在阿司匹林术后恢复用药时间上也存在差异。2014 年 Devereaux 等[5]研究表明术前 1 天到术后 7 天停用与不停用阿司匹林相比没有区别。

表 7-1 国内外相关指南抗血小板药物患者围术期 VTE 预防方法比较

患者用药		《中国指南 2016》	《ACCP AT-9》	《BCSH 2016》
阿司匹林	是否停药	否(低出血风险手术,心血管事件中高危);是(心血管事件低危,术中血流动力学难控)	否(低出血风险手术,心血管事件中高危);是(心血管事件低危)	否(低出血风险手术,心血管事件中高危);是(出血风险较高)
	是否桥接抗凝	—	—	—
	停药时间	术前 7~10 d	术前 7~10 d	术前 3 d
	恢复用药	术后 24 h	—	术后 7 d
P2Y12 抑制剂(硫酸氢氯吡格雷、替格瑞洛等)	是否停药	是(不伴严重心血管缺血风险)	—	—
	是否桥接抗凝	—	—	—
	停药时间	术前 5 d(替格瑞洛、硫酸氢氯吡格雷);术前 7 d(普拉格雷)	—	—
	恢复用药			

（续表）

患者用药		《中国指南 2016》	《ACCP AT‐9》	《BCSH 2016》
抗血小板	是否停药	否（阿司匹林）；是（P2Y12 阻滞剂）	同前	同前
	是否桥接抗凝	证据不足	—	—
	停药时间	术前 5 d（替格瑞洛、硫酸氢氯吡格雷）；术前 7 d（普拉格雷）	术前 5 d（替格瑞洛、硫酸氢氯吡格雷）	术前 5 d（替格瑞洛、硫酸氢氯吡格雷）；术前 7 d（普拉格雷）
	恢复用药	术后 24 h	—	—

2. 使用抗凝药物患者围术期 VTE 预防方法对比

抗凝药物患者围术期 VTE 预防方法对比见表 7‐2。各指南的 VTE 预防方法基本一致，但新型抗凝药物在术前停药时间上存在差异，《中国专家共识 2017》《BCSH 2016》均为 24~48 h，而《中国指南 2016》为 48~72 h。国内外近期研究表明[6]，一般出血风险类手术可在停药 48 h 后进行手术；高出血风险手术的患者需停药 72 h 后手术；除了考虑手术出血风险外，肾功能减退的患者可能需要术前更长的停药时间；对于主要经肾脏代谢的新型口服抗凝药的术前停药时间还需考虑患者肾功能情况。

表 7‐2　国内外相关指南抗凝药物患者围术期 VTE 预防方法比较

患者用药		《中国专家共识 2017》	《中国指南 2016》	《ACCP AT‐9》	《BCSH 2016》
华法林	是否停药	是	否（低出血风险手术）；是（高出血风险手术）	否（低出血风险手术）；是（高出血风险手术）	是
	是否桥接抗凝	是（UFH）	否（血栓低危）；是（血栓风险，UFH/LMWH）	是（血栓风险，UFH/LMWH）	否（血栓低危）；是（血栓风险）（UFH/LMWH）
	停药时间	术前 5 d	术前 5 d	术前 5 d	术前 5 d
	INR 值	<1.5	术前 1 d 监测 INR<1.5	<1.5	<1.5
	恢复用药	—	术后 12~24 h	术后 12~24 h（当晚或次日白天）	—

（续表）

患者用药		《中国专家共识2017》	《中国指南2016》	《ACCP AT-9》	《BCSH 2016》
新型口服抗凝药（如利伐沙班、达比加群酯等）	是否停药	是	是	—	是
	是否桥接抗凝	—	否	—	—
	停药时间	术前24~48 h	术前48~72 h	—	术前24~48 h
		术后48~72 h	一般术后1~2 d；也有术后3~5 d	—	术后48 h（高出血风险手术）
	恢复用药	术后6~12 h（低出血风险手术）	—	—	术后预防性抗凝后（血栓高危）

参考文献

[1] 静脉血栓栓塞症抗凝治疗微循环血栓防治共识专家组.静脉血栓栓塞症抗凝治疗微循环血栓防治专家共识[J].中华老年多器官疾病杂志,2017,16(4)：241-244.

[2] 中华医学会外科分会.中国普通外科围手术期血栓预防与管理指南[J].中华外科杂志,2016,54(5)：321-327.

[3] Douketis J D, Spyropoulos A C, Spencer F A, et al. Perioperative management of antithrombotic therapy: antithrombotic therapy and prevention of thrombosis, 9th ed: American College of Chest Physicians evidence-based clinical practice guidelines [J]. Chest, 2012, 141(2): 326.

[4] Keeling D, Tait R C, Watson H. Peri operative management of anticoagulation and antiplatelet therapy[J].British Journal of Hematology, 2016, 175(4): 602-613.

[5] Devereaux P J, Mrkobrada M, Sessler D I, et al. Aspirin in patients undergoing noncardiac surgery[J].The New England Journal of Medicine, 2014, 370(16): 1494-1503.

[6] Imberti D, Ambrosoli A, Cimminiello C, et al. Periprocedural management of rivaroxaban-treated patients[J]. Expert Opinion on Pharmacotherapy, 2015, 16(5): 685-691.

第二节　术后并发症处理

第1问　肛肠科术后出血的常见原因及处理方法有哪些?

　　术后大出血是肛肠病手术后最为凶险的并发症之一,严重者将危害到患者的生命。哪些原因会导致大出血,遇见大出血该如何处理呢?

【张志君解答】　这里所指的肛肠病是指存在于直肠末端的一类病症,包含肛裂、痔、肛瘘、肛周脓肿、肛门直肠息肉、藏毛窦等良性肛周常见疾病。由于肛肠所处位置和结构的特殊性,血管的分布较多,因此对肛门直肠疾病应用手术治疗会产生各种并发症,并发症的类型和严重程度同疾病种类、手术类型有关,而在各种并发症中,肛门直肠出血的严重程度与发生率均最高。

　　1. 肛肠病术后出血分类

　　(1) 根据出血量的多少分类:可分为大量出血和一般性出血。大量出血即平时肛肠科医生所谓的"大出血",具体如何定义大出血的量,没有定论。我们认为一次性出血在 30 mL 以上,有大量陈旧性血块,且仍有大量鲜血不断涌出肛门,常伴有患者腹部肠鸣音亢进,急便感,患者血压持续下降的出血现象为"大出血",亦可称之为"倒灌式"出血。该种情况若观察及处理不及时则可导致患者休克,甚至死亡。一般性出血即出血量少,一般在 30 mL 以下,且无明显血块,大部分血液直接流出肛门外,无明显肠鸣音亢进及血压波动,无晕厥、休克等全身症状表现的出血现象。

　　(2) 根据发现出血的容易程度分类:可分为隐性出血和显性出血。隐性出血亦可称之为隐匿性出血,顾名思义就是不易及时发现的出血。该种出血可成爆发式或间歇式,爆发式常发现在出血前,患者肛门外无明显出血甚或无血,但如厕或矢气时发现大量血液流出,该种情况常常为"大出血"。间歇式出血即出血前肛门外无明显血迹,每次排便或矢气后少量血液流出,反复发生。显性出血是手术切口较浅位置的出血的一种情况,多数出血点位于齿线以下,出量可多可少,常因血浸染敷料甚至衣物后而被及时发现。因此该种出血虽然看似严重,实则出血量较直肠壶腹部倒灌的隐性出血少,且因出血位置较低,所以一般较易处理。

(3) 根据发生出血的时间分类:可分为原发性出血和继发性出血。前者发生在术后 24 h 之内;后者发生在术后 24 h 以后。

(4) 根据发生出血的频次分类:可分为持续性出血和间断性出血。前者即短时间内肛管直肠持续出血,经检查有明显出血点者;后者即患者每天或几天出一次血,量多或少,经检查无明显出血点者。

2. 常见的出血原因

(1) 手术操作的不规范、不熟练,术中视野暴露不完全,导致术中遗漏出血的。该种情况常发生在局部麻醉患者,或欲切除病灶位置较高者。肛肠科手术针对相对私密的人体部位,且手术操作范围局限,加之患者对手术的恐惧、情绪紧张,臀部及肛周肌肉无法完全放松,使得本就难以操作的局部麻醉手术更加不易暴露手术视野。另外,高位肛瘘手术因其内口位置较高,切除范围较深,损失的血管、肌肉较多,尤其在周径相当有限的空间内操作手术,很容易遗漏出血点。以上两点容易导致术后出血。

(2) 术后创面未能加压包扎,导致敷料压迫不紧、松动,或术后或下地走动导致敷料脱落,可引起创面的渗血发生。

(3) 混合痔、肛瘘等手术因切口超过齿状线,黏膜或黏膜下血管及肌肉遭到损伤或切口过深损伤动脉,未彻底止血者可致术后出血。

(4) 脱线期内,正值痔核结扎线松动时,大便干结或久蹲努责,或剧烈活动时,造成结扎线过早脱落可致出血。

3. 术后出血处理方法

(1) 大出血者,一般在局部麻醉或者静脉麻醉、腰麻后,利用肛门镜在直视下找到出血点,在出血点上方予以贯穿缝扎两针。

(2) 一般渗血者则先以静脉滴注止血敏、凝血酶、卡络磺钠注射液等止血药为主,继续观察,如果创面渗血无明显搏动性出血者,用去甲肾上腺素稀释纱条、卡络磺钠纱条、中药三石散纱条、红油膏纱条等压迫止血,疗效满意。如果对于创面炎性改变所致出血,可配合口服抗生素抗炎。

(3) 有报道称,针对创面广泛渗血,采用 5%~10% 的明矾液 50~80 mL 灌肠后用中号肛管外裹凡士林纱布涂止血散塞入肛内,亦可使用红油膏纱布代替凡士林,止血较快。

4. 术后出血预防方法

（1）充分的术前准备,详问病史,进行全面的体格检查。做好心理护理,缓解患者紧张情绪。若发现凝血功能障碍及有出血倾向者,宜先采用保守治疗,待凝血功能恢复再行手术。

（2）正确的手术操作,如缝合、打结等,术中要求解剖清楚,操作细心,切忌心急,切忌粗暴。

【陆宏解答】　肛肠病术后出血是肛肠手术的并发症之一,较术后创缘水肿、伤口疼痛、尿潴留等常见,且出血严重会导致患者休克甚至死亡,也是术后医疗纠纷的常见触发点。

肛肠病术后出血分为原发性（术后 24 h 之内出血）和继发生出血（术后 24 h 以后出血）两种。将其原因概括为: ① 手术切口活动性出血点未进行彻底结扎;② 痔核结扎线不紧而致滑脱;③ 外痔剪口越过齿状线以上;④ 肛瘘创面较大较深,术后压迫不紧;⑤ 内痔注射操作不当,浓度过高,剂量过大,注射部位过深,损伤肌层血管;⑥ 内痔结扎或注射后继发感染,使痔核坏死脱落时,下方动脉血管未闭;⑦ 患者患有出血性疾病,凝血机制失调。

针对术后出血,应做到术前整体评估预防,术中正规、谨慎操作,术后勤观察、多探视。

1. 术前整体评估预防

患者入院前需对其进行认真仔细的病史询问,尤其针对其既往史,包括高血压,血液疾病如白血病、血友病、肝硬化等易诱发出血的疾病;月经史,如正值经期应避免手术,因为经期患者盆腔充血、凝血较差,且术后无法用中药熏洗伤口,所以手术应避开经期;服药史,主要包括是否服用阿司匹林、硫酸氢氯吡格雷、血塞通、丹参片、银杏叶片等相关活血药物应合理使用,但如果安有心脏支架无法停药,而又必须进行手术的患者,应在停药期间用其他药物如低分子肝素桥接,待伤口情况稳定再继续服用原药。

2. 术中正规、谨慎操作

可有效预防术后出血的发生率及降低术后大出血的风险。其中主要相关操作包括: 麻醉后扩肛,充分暴露手术视野;正确选择缝合线的粗细及可吸收与否;注重术中切口的设计及选择,切割组织的深浅、位置的高低;注意电刀、超声刀等辅助设备的合理使用;对术中出血点的预判要准确,分清哪些需要缝扎,哪些可以电凝,哪些只需术后压迫止血;最后包扎伤口时,应尽量垫棉加压包扎,避免敷料松脱。

3. 术后勤观察、多探视

对于肛肠病患者来讲,患者回到病房后最想见到的不是自己的亲人,而是自己的主刀医生,他们期待的不仅是自己的手术是否顺利、成功,更期待自己医生的关心。所以,术后医生应当第一时间探视手术患者,告知他们术情,给予他们安慰、精神鼓励,缓解患者的紧张情绪。此外,术后的 24 h 内,医生应间断查看患者伤口情况:是否有血浸湿敷料,询问是否有肠鸣音亢进,有无急便感,小便次数及小便量等,这样可以有效预判术后出血。

那么,如果发生出血情况,应该怎么办?

首先,看到出血的情景,对出血的类型做出预判。一般而言,如果患者在病床上,没有排便的情况下,出现敷料浸湿,血量较多,可以初步判断出该种出血情况应为低位出血点的慢性渗血或波动性出血,随即可在局部麻醉下压迫止血或丝线缝扎止血。另一种情况即倒灌性大出血,该种出血较为凶险,患者会出现贫血貌,甚或面色苍白,四肢发凉,血压突然下降,常发生晕厥乃至休克等。此时,医生应首先开通静脉通路,有时需开两路静脉通路,补液纠正低血容量,维持血压,静脉给药止血。同时,应当在麻醉下,利用肛门镜扩肛排出残血块,注意过程需充分排出残血,不可急于盲目止血。当残血排空后,随即找到出血部位进行缝扎止血。

【杨巍解答】 肛肠病术后出血,是常见肛肠病术后的常见并发症[1]。作为肛肠科医生,最不希望看到的就是自己进行手术的患者发生出血,尽管医生已经尽可能地做好每一步预防工作,但仍旧会有术后出血甚至大出血的发生。补充如下[2]。

(1)结扎处未见出血,在结扎处上方发现出血点。该情况常发生在痔术后出血患者,在止血过程中一般首先会考虑是否是结扎线脱落或松动导致,但当在结扎处发现结扎痔核处无出血,仍有鲜血不断流出,有经验的医生会轻拉痔核残端,可在结扎部位上方有明显出血点。主要是因为缝扎时进针位置过低,即结扎痔核时进针位置离弯钳(已钳夹痔核基底部)顶端距离太远,造成紧线时勒裂黏膜所致。

（2）结扎切除后,保留痔核残端的大小,过大或过小均易引起出血。术后排便不可避免地摩擦痔核残端,残端过大,硬粪排出时过度牵拉痔核撕裂黏膜致出血;痔核过小时,排便造成结扎线的松脱致出血。

（3）胶圈脱落。在使用自动弹力线痔疮套扎器等胶圈套扎器械时,或因胶圈老化,弹力不足;或因负压不够,吸引进仓的痔核量过小,均可导致术后胶圈的过早脱落,造成痔核不完全坏死出血,亦可造成黏膜缺血溃疡面的形成,导致慢性持续性少量出血。

（4）结扎邻近的两个痔核时,未将止血钳钳夹部分的痔核黏膜锐性分离,导致紧线时,黏膜桥撕裂。该情况多发生在痔核间无明显分界或同一水平面结扎多个痔核导致。因此在手术治疗环状痔时,切忌同一水平面结扎多个痔核,同时需将钳夹痔核弯钳两边的黏膜锐性分离,否则容易将黏膜扎入套扎线圈内,造成黏膜撕裂致出血。

（5）PPH、TST术后翘钉刺破或划伤对面黏膜,这种情况临床常见,患者主诉便后反复少量出血,常伴有肛门坠胀不适。直肠指检和肛门镜检查可明确出血原因。此时,在局部麻醉下,利用肛门镜找到残钉,将其拔出,出血即会停止。同时需要注意在术中对"猫耳"组织的充分结扎,预防出血。

（6）一次性结扎较大痔核,虽然已结扎住痔核,但切除痔核体保留痔核基底部时,可导致整个痔体压力突然降低,结扎线相对松弛致术后出血。预防这种出血有两种方法:① 可将较大痔核,分成2~3个部分,分开结扎;② 完成第一步结扎后,切除部分痔核,然后在第一步结扎的位置再次套扎。

（7）术中过多使用肾上腺素致使血管收缩,出血不明显,术后药物作用消失后,血管重新扩张出血。该种原因的出血为数不少,一般为浅表创面的显性出血,可压迫亦可缝扎止血。

（8）电刀凝闭的活动性出血点或术中萎缩入肌肉的动脉,术后炭痂脱落,重新暴露血管致出血。对于活动性出血,还是建议缝扎或结扎;对于弥漫性的散在出血或创面渗血可用电刀电凝止血。电凝止血的一般操作技巧:一边用纱布按压创面出血点,一边松开按压点,在未见血之前电凝该处,这样可以从根部电凝,不建议在已出血后电凝,这样不容易彻底凝血,反而易形成较多炭痂,增加术后炭痂脱落出血的风险。

（9）肛瘘切除术切口两侧的黏膜或黏膜下出血。这种情况也是术后出血的常见原因,建议肛瘘切除后,予两侧暴露的黏膜和黏膜下缝扎或结扎。

(10)肛肠病术后其他的一些不正当操作引起的出血,如患者术后因肛门急便,难以控制,过早拔出止血敷料,使黏附的血痂被撕开;在给予术后便秘患者开塞露或甘油灌肠剂时,不小心划破黏膜,或拉断结扎线;术后数日大便不解可致粪嵌塞出血;术后过早进行提肛运动、过早进行体力劳动或锻炼;术后过早进行性生活等。

总而言之,肛肠病围术期出血是每个肛肠科医生都会碰到的。能否正确预判出血风险,能否及时有效地完成止血,也是每个肛肠科医生必须掌握的最基本的一项技能。同时,更重要的一点是围术期的出血处理是医生能妥善处理医患矛盾能力的重要体现。

参考文献

[1] 江彦,胡晓慧.30例肛肠患者大出血的急救及护理[J].河南外科学杂志,2011,17(4):107,108.

[2] 贺执茂.肛肠疾病的诊疗与预防[M].北京:中国中医药出版社,1997:97,98.

第2问 如何缓解肛肠病术后疼痛?

肛肠病属于常见病、多发病。手术治疗是肛肠病的主要治疗方式。而术后疼痛又是肛肠病术后最常见的并发症之一,它不但可以引起和加重便秘、尿潴留等症状,还可严重影响患者创面预后及生活质量,是困扰临床医生的一大问题。下面将从多个方面提出肛肠病术后疼痛的解决方法。

【王清园解答】 中医采用中药汤剂内服、外洗或其他中医外治法治疗肛肠病术后疼痛均具有一定的效果。

1. 中药内服

痛证有寒热虚实,根据肛肠病术后的病因病机提出相应的治则,组方各异,但均紧扣湿热病因及气滞血瘀的病机。临床通过四诊合参,辨证论治,灵活应用活血行气、消肿止痛、清热利湿等中药加减,疗效明显。

2. 中药外用

肛肠病术后外治法主要有熏洗法,敷贴法等。其中,熏洗法是临床最常见的外治法之一,具有悠久的历史。

膏剂作为经皮给药的一种剂型,不仅可以发挥消肿止痛,促进创面肉芽生长,加快创面愈合的作用,还可以避免药物口服的副作用,使用方便,成本低廉,效果卓越。

栓剂是外用固体剂型,我国最早用栓剂治疗疾病可见于《史记·仓公列传》。肛门栓剂和灌肠术的应用最早见于汉代张机的《伤寒论》,其中直接直肠给药的生物利用度较好。用于肛肠病的栓剂主要是肛门栓,具有局部及全身作用,包括有润滑、抗菌、消炎、收敛、止痒、止痛等作用。

散剂是指一种或多种药物经粉碎、混匀而制成的粉状药剂。早在《黄帝内经》中就有散剂的记载,"散者散也,去急病用之",具有易分散、奏效快的特点,还具备一些机械性保护效果。

3. 其他中医外治法

主要有针刺、电针、穴位埋线、耳穴压丸、艾灸等方法,可以发挥"通经络、调气血"的作用,"通则不痛",起到独特的止痛效果,无副作用,且疗效显著。在《扁鹊神应针灸玉龙经》中就有提及治疗痔的经验选穴如"痔漏之疾亦可针,里急后重最难禁;或痒或痛或下血,二白穴从掌后寻""五痔原因热血作,承山须下病无踪"等。二白、承山等穴在现代研究中被证明对肛肠病术后疼痛有效。

临床研究表明,电针可明显改善混合痔术后并发症[1]。电针承山、大肠俞、足三里、束骨、合谷、长强、大肠俞、足三里、三阴交等均是临床行之有效的穴位,还可有效缓解混合痔术后患者焦虑状况,改善饮食及睡眠情况。

利用穴位的作用,在穴位附近埋线,通过对穴位的持续刺激,可达到镇痛的效果。既往大量研究证实穴位埋线的有效性[2]。穴位埋线常用长强、承山、秩边、八髎、天枢、关元等穴位进行配穴,在术前、术中或术后进行穴位埋线干预,均可明显减轻患者术后疼痛强度,改善患者预后。

耳部属百脉聚集之根本,其穴位与全身脏腑相通,故通过王不留行子压迫耳部穴位,定时按压刺激,也可起到镇痛的作用。穴位主要选择肛门、神门、交感等。

此外,艾灸的药物及温热刺激可以扩张血管,加快血液循环,减轻平滑肌痉挛,起到术后镇痛的效果。采用艾灸治疗仪刺激长强、承山,可以明显缓解患者肛肠病术后伤口疼痛。

西医对肛肠病术后疼痛的治疗方法主要包括一般镇痛药、长效镇痛药、局部外用镇痛药等。

轻微的疼痛临床可选用氨酚羟考酮胶囊、洛索洛芬钠片、布洛芬等治疗,止痛效果佳,但对胃肠道黏膜损伤大,而且具有肝肾毒性,可增加中风的危险性,因此临床不宜长期大量使用。疼痛剧烈难以忍受,可选择肌内注射阿片类镇痛剂如盐酸哌替啶、吗啡、布桂嗪等。该方法起效快,短期止痛效果好,但个体差异较大,止痛效果不一,且长期止痛效果不好。患者往往因排便、换药、行走等刺激再次引起疼痛。

局部注射长效镇痛药,如氢溴酸高乌甲素注射液、复方薄荷脑注射液等生物碱制剂,通过阻滞局部神经末梢,使得肛周局部皮肤感觉迟钝,括约肌松弛,从而减少疼痛的产生。其镇痛作用较强,较盐酸哌替啶维持时间更长而起效更慢,还有降温、解热和消肿等作用,且不会成瘾。另外,还有亚甲蓝制剂,通过腐蚀神经纤维的髓质,使局部感觉麻木、迟钝,痛觉减轻或消失。

参考文献

[1] 宋扬,徐天舒,钱海华.电针大肠俞、承山、二白穴对混合痔术后并发症的疗效观察[J].针刺研究,2017,42(6):533-536.
[2] 薛昶,邓森田,陈静,等.穴位埋线法在肛肠手术后镇痛的应用[J].陕西中医,2015,36(8):1066-1068.

【彭云花解答】 从现代医学来看肛肠病术后导致疼痛的原因有很多,大致可以分为两个方面。

首先,从解剖因素来看,肛周神经末梢非常丰富,尤其位于齿状线以下创面范围内的神经末梢由脊神经支配,对痛觉十分敏感。同时肛门内括约肌属于消化道环肌层,特性之一就是容易痉挛,从而加重疼痛的程度。

其次,从手术因素来看,肛缘局部组织在手术过程中受到不同范围及程度的刺激和损伤。肛肠病术后常为开放性创面,导致暴露于创面之外的神经末梢受分泌物、排便、肛缘水肿等外界因素的反复影响,更易引起术后肛门疼痛的产生。

因术后疼痛、创面水肿、排便困难、尿潴留、便血等肛肠病术后并发症之间常相互影响,如处理不妥会影响其他几方面,而疼痛在该过程中表现得尤为突出。

再次,从中医病因病机来分析,肛肠病术后由于切除病灶直接损伤络脉、孙脉,在广义上可属"金创"的范畴,金刃创伤使络脉、孙脉损伤,进而使局部经络之气被阻断,更加重了经络的损伤,不利于其修复,因而术后疼痛恢复时间进一步延长。

《素问·阴阳应象大论》说:"寒伤形,热伤气;气伤痛,形伤肿。故先痛而后肿者,气伤形也;先肿而后痛者,形伤气也。"气无形,气伤则气机阻滞不通,不通则痛;形有象,形伤则象变,而为肿,气聚凝滞,不通则痛,故瘀血会导致局部肿胀疼痛,正如唐宗海在《血证论》中称:"凡是疼痛,皆瘀血凝滞之故也。"

因此,肛肠病术后疼痛的治疗既要处理分泌物、尿潴留、排便困难、肛缘水肿等并发症,又要兼顾经络受损、气滞血瘀等病理变化。临床多采用地奥司明片、迈之灵片等药物改善末梢循环,维持胶体渗透压,从而减少水肿的产生。利用复方角菜酸酯栓、醋酸氯己定痔疮栓保护肛管黏膜,通过减轻充血和炎症,从而减少分泌物的产生。通过对患者健康宣教,嘱其多食用富含植物纤维的食物,配合乳果糖、开塞露等药物,保持大便通畅。

中医治则多采用祛瘀生新、舒筋通络、消肿止痛之法。我国现存最早的古医学文献《五十二病方》中就有关于洗浴法、熏洗法的记载。肛肠病术后应用中药熏洗坐浴,可使药力直接作用于局部,局部的血液循环及淋巴循环得以改善,痉挛的括约肌得以松弛,从而使经络通畅,疼痛缓解。例如,加味桃红四物汤、痔炎冲洗散、促愈熏洗方、银菊痔疾洗剂等均是临床研究有效、不良反应少的中药熏洗方。方中常用的中药为清热解毒的蒲公英、野菊花,行气活血化瘀的赤芍、红花,清燥消肿的芒硝、苍术、冰片等,配合中药熏蒸,能够直接将药物作用于疼痛部位,达到活血消肿止痛的功效。

【杨巍解答】　肛肠病术后疼痛需根据患者不同的原因进行施治。若是患者因术后伤口引起疼痛,可以适当地予以镇痛药进行止痛,夜间因疼痛较重,影响睡眠时还可加用镇静安眠的药物。此外,针刺镇痛也是不错的选择。若术后患者伤口伴有炎性肿胀的情况,因配合清热解毒、活血化瘀、行气止痛的中药进行熏洗坐浴,并配合外用药膏进行消肿。如果是患者排便过程中冲击肛管伤口引起的疼痛,可以用温水或中药坐浴,减轻局部疼痛。若是术后瘢痕压迫神经末梢引起的疼痛,偶发的局部针扎样疼痛,一般无须处理,频发、明显的瘢痕疼痛,甚至肛门狭窄引起排便困难时,应切除瘢痕,松解狭窄。

除金刃创伤致经络损伤之外,气血不足,导致气滞血瘀也是肛肠病术后疼痛的常见病机。故在肛肠病术后疼痛患者的处方中应酌情增加益气补血、活血化瘀的中药,如牡丹皮、赤芍、当归、桃仁、乳香、没药等。

现今中医学在疼痛的治疗方面疗效显著,相对于西医而言,中药低毒、安全、不良反应少。我根据自身临床经验创制痔痛安方,主要用于改善混合痔术后疼痛及减少相关并发症。痔痛安方主要由当归、赤芍、黄芪、延胡索、桃仁、甘草组成,其中当归味甘辛,性温,入肝、心、脾经,其性走而不守,辛散温通,甘润能补,善于补血行血,祛瘀生新,使新血生,血行畅,毒邪无盘踞之所,于养血中行气血而祛垢滞,起到养血活血,消肿止痛,且兼有润肠之功,可谓"补中有动,行中有补,诚血中之气药"。赤芍味苦,性微寒,既能凉血散瘀、清热退热,又能活血化瘀、消肿止痛,与当归同用,活血之余兼养血,合而为君。黄芪味甘,性微温,归脾、肺经,补气升阳、生津养血、托毒生肌,与当归同用。当归味厚,为阴中之阴,故能养血,黄芪味甘,补气者也;当归走而不守,黄芪守而不走,二药配伍,阳生而阴长,气旺则血行。延胡索味辛苦,性温,既入血分,又入气分,既可行血中之气滞,又可散气中之血瘀,《本草纲目》谓:"延胡索,能行血中气滞,气中血滞,故专治一身上下诸痛,用之中的,妙不可言。盖延胡索活血化气,第一品药也。"桃仁味甘苦,性平,能入血分而化瘀生新,《珍珠囊》:"治血结、血秘、血燥,通润大便,破蓄血。"桃仁与当归同用,活血行滞而止痛,补血养阴以固本,润燥滑肠而通便,三者均为臣药。甘草味甘,性平,可缓急止痛、清热解毒、调和诸药。《本草正》曰:"甘草得中和之性,有调补之功,故毒药得之解其度,刚药得之和其性,表药得之助其外,下药得之缓其速。"故为佐使药。

全方补血药与化瘀药同用,寓生新于化瘀之中,使瘀血化而心血生,补不留瘀,活不伤血。全方共奏益气活血、化瘀生新、消肿止痛之功,使气血得通,肿痛得消,创面得愈。

中医学关于疼痛的论述最早见于《黄帝内经》。在《黄帝内经》疼痛理论的基础上,金元时期李杲首次提出"痛则不通"的理论学说。清代叶桂在《临证指南医案》中提出"久痛入络"的病机制论。后世医家又根据疼痛的不同病机分别提出"不通则痛""不荣而痛"。

中药止痛的主要机制正如痔痛安方所言,理气活血化瘀,使得血脉通畅,气血调和则诸症自除。古代医家对于中药内服止痛的记载有很多,如《伤科汇纂》就有"外伤出血作痛者,肺脾之气虚也,用八珍汤"的记载。另外,《本草纲目》也记载:"大黄主治金疮烦痛,痛黄琴丸服。"对于中药外洗止痛,有《外科理例》谓:"乳香定痛散:乳香、没药、寒水石、滑石、冰片为细末,搭患处,痛即止,甚妙,任割不痛。"

随着社会科技的进步,肛肠病术后止痛的方法也会日益增多,传统中医药的熏洗、口服、塞药、外敷及针灸治疗仍发挥着不可或缺的作用,具有极大的发展潜力,值得在药理、毒理方面做更多的研究。

第3问 肛肠科中如何在加速康复外科的理念下发挥中医药的特色与优势?

加速康复外科(enhanced recovery after surgery, ERAS)概念最早由丹麦外科学家 Henrik Kehlet 于 1997 年提出,可以明显提高医疗效果、减少手术创伤及应激,降低患者术后并发症发生率、降低患者再入院风险和死亡风险,加速患者康复进程、缩短患者的住院治疗时间、减少住院费用、提升医疗技术水平和医疗服务质量,节约医疗资源及促进医患关系和谐[1]。现 ERAS 已在许多外科、麻醉及护理等医学专业取得显著成绩[2]。而肛肠科在临床中如何将中医药的特色与 ERAS 相结合?

参考文献

[1] 朱斌,黄建宏.加速康复外科在我国发展现状、挑战与对策[J].中国实用外科杂志,2017,37(1):31-34.
[2] 景晓琳,田立启,李婧,等.国内外加速康复外科经济学评价的研究与应用[J].现代医院管理,2017,15(5):24-26.

【芦亚峰解答】 肛肠病是临床上常见的一种疾病,因其发病部位隐秘,大部分肛肠病都需要采用手术治疗,而术后肛肠疼痛、水肿等问题成为困扰患者的首要问题,这也是部分患者采用药物治疗而拒绝手术治疗的原因之一。加强对患者术后创面疼痛、水肿的认识与处理成为目前肛肠科临床医生亟待解决的问题之一。传统观点认为,术后疼痛属于正常现象,不可避免,且大部分镇痛药都有副作用,故患者只有在疼痛剧烈、无法忍受时才会给予阿片类镇痛药治疗。而 ERAS 认为患者术后疼痛,无论手术类型如何,都对患者的术后恢复有影响。其最基本的措施就是多模式镇痛,提倡根据患者的个体情况及手术创伤,通过早期的多模式镇痛干预来缓解疼痛及通过区域麻醉技术来减轻压力,个性化的术后多模式充分镇痛,可以减少由疼痛引起的应激反应和器官功能障碍,同时也是保障患者积极主动地尽早下床活动的先决条件。

中医学认为经络阻滞,气血凝聚,湿热下注是引起肛肠病术后局部肿胀的主要病因,因此主张治疗应以清热利湿、活血化瘀、行气止痛及消肿止痛为原则。临床上常用中药熏洗的方法来改善患者术后疼痛,并加快创面的愈合[1]。常用中药有桃仁活血祛瘀,润肠通便;红花活血通经,祛瘀止痛;当归补血、活血、止痛、润肠、调经;川芎活血行气,祛风止痛;赤芍清热凉血,活血化瘀,清泻肝火;地榆凉血止血,解毒敛疮,对水肿有确切疗效;血竭祛瘀定痛,止血生肌,能深入血液中散瘀止痛;五倍子止血、止咳、敛疮;冰片清热止痛,外敷能生肌消肿。中医药熏洗止痛的同时还能促进创面的愈合,与 ERAS 理念不谋而合。

参考文献

[1] 瞿胤,杨巍,郑德,等.促愈熏洗方在肛瘘术后应用[J].中成药,2012,34(12):2298-2301.

【杨巍解答】 ERAS 认为术后早期进食可减少分解代谢,减轻应激反应,降低静息能量消耗和术后并发症如恶心、呕吐、腹胀或肠麻痹等发生,从而降低手术患者术后并发症的发病率,减少住院时间,减少术后疲劳,提高生活质量且降低患者住院费用。应当鼓励患者手术当天尽可能开始进食液体和食物。进食原则是根据患者自主需要及胃肠耐受情况,少量多次,循序渐进,尽快过渡到正常饮食。

鼓励患者手术当天进行普食,中医学认为脾主运化,乃后天之本。例如,

《类经》曰："脾主运化,胃司受纳,通主水谷。"人体所有的生命活动都有赖于后天的脾胃摄入营养物质所供给。脾的运化水谷精微功能旺盛,则机体的消化吸收功能才能健全,才能为化生精、气、血、津液提供足够原料,使脏腑、经络、四肢百骸,以及筋肉皮毛等组织得到充分的营养,创面才能尽快愈合。正如《素问·太阴阳明论》所云："脾者,土也,治中央,常以四时长四脏……土者生万物而法天地。"《脾胃论》曰："饮食入胃,而精气先输脾归肺,上行春夏之令以滋养周身,乃清气为天者也。升已而下输膀胱,行秋冬之令,为传化糟粕转味而出,乃浊阴为地者也。"

　　传统的康复理念认为在人体处于病痛之时或经历大型手术之后应该卧床休息,但是长期卧床可能会产生其他不良影响,如肌肉力量减弱或消失、胰岛素抵抗、肌蛋白丢失,甚至肺损伤、深静脉瘀血和血栓、感染、其他并发症的发生等。ERAS大力提倡术后尽早开始运动,认为早期下床活动可促进胃肠蠕动、体力和营养状况的恢复,有利于创口愈合。

　　在ERAS的理念下完美地运用中医药理论在肛肠病围术期的治疗特色与优势,能更好更快地解决患者的痛苦,降低医疗成本。中西医的完美结合,达到1+1远大于2的效果。

第4问　如何通过中医局部辨证法判断肛肠病术后伤口的转归? 若出现异常情况如何处理?

　　肛肠病术后创面呈开放性生长,其愈合过程有其独一无二的特点。中医局部辨证法是临床选择外用药物及换药方式的主要途径,下面将从辨分泌物、辨肉芽、创面整体辨证3个方面论述如何判断肛肠病的术后创面转归及异常情况的处理。

　　【彭云花解答】　肛肠病手术由于部位的特殊性,无法保证伤口的无菌环境,所以大多采用引流通畅的开放式伤口,愈合时间相对较长,大多在30~40天。而术后创面的愈合或修复过程是一个由多种组织、细胞、因子等参与的复杂过程,包括局部炎性反应、肉芽组织形成、再上皮化和瘢痕形成等。任何一个环节的问题均有可能导致局部创面的迁延不愈。从微观上看,如炎性因子异常表达、生长因子或受体失活、ECM 失调、信号转导通路阻滞、酶类蛋白失活、修复细胞(如上皮细胞、成纤维细胞、血管内皮细胞等)异常的增殖和凋亡等;从局部环境看,如局部组织坏死、炎症感染、创面出血水肿、循环障碍、缺血缺氧、酸碱失调等;从全身状态看,如糖尿病、贫血、恶性肿瘤、营养不良、应激反应等,以上诸多因素均可导致创面愈合迟缓[1-4]。在长达 1 个多月的愈合过程中,总有患者会出现创面生长缓慢、迁延不愈等情况。

中医局部辨证法具有"简、便、廉、效"的特点,是临证选择外治药剂及换药方法的依据。整体与局部相结合,在全身辨证论治的同时重视创面局部的细节并加以辨证,根据不同情况随机应变,选择性使用祛腐、生肌、收湿、敛疮等不同的外治法,并适时应用"煨脓"以保持创面湿润。如此才能在不同阶段、不同情况下促进创面愈合,减少瘢痕形成。

局部辨证最重要的是辨分泌物。早有研究显示,湿润创面的坏死组织具有自溶作用,其作用机制是湿润创面含有的如蛋白酶、胶原酶等酶或水分,可以使坏死组织溶解,又称"酶性清创"[5]。而这些自溶性清创带来的分泌物,即中医学所说的"脓",主要观察其色、质、量、味。一般来说肛肠病术后由于结扎线脱落期一般在术后 7~10 天,因而术后第 1 周创面分泌物量较多,质地较稠厚,颜色主要以黄白色为主,伴少许异味。脱落期分泌物量会稍有增多,带有臭秽气味,结扎痔核较大时还会有腐败坏死的黄白色组织随结扎线脱出。到了术后第 3 周结扎线完全脱落后分泌物会逐日减少,直至创面没有明显分泌物,肉芽组织鲜活上皮爬行创面愈合。

如果脓的色、质、量、味在这个过程中发生了与预期不符的情况则应加以判断及干预。若结扎线完全脱落后分泌物突然增多且质地稠厚气味臭秽,需考虑是否存在伤口引流不畅、存在残腔、继发感染等问题并进行针对性的处理。若伤口引流不畅则应进行扩创,使创面分泌物得以充分引流;若存在残腔、袋脓、遗留支管等情况则应再次手术打开或切除残腔及支管;若是因继发感染导致的脓腔首先要进行抗感染治疗,若已形成新的脓肿,则应及时切开引流控制炎症,同时还可以配合中药内服清热解毒。"脓"是外科疾病中常见的病理产物,早期创面余毒未尽,邪正相搏,脓为载毒外出的必需产物,若在创面愈合早期,脓不能正常排泄消散;中期创面必热盛肉腐,形成肿胀疼痛之势。故在创面愈合早期,应重视残毒脓液的排出、腐坏之肉的脱落;在创面愈合的中后期,脓疡已溃,毒随脓泄,气血亦随之耗散。明代薛己曰:"气血不充,不能化毒成脓。"《外科精义·论荣卫色脉参应之法》亦指出:"盖血者荣也,气者卫也,荣者荣于中,卫于外。"故而调理局部气血,促进其气血充足、通畅,是影响创面预后转归的关键。

参考文献

[1] 付小兵.进一步重视体表慢性难愈合创面发生机制与防治研究[J].中华创伤杂志,2004,20(8):449-451.

[2] 陆树良,青春,谢挺,等.糖尿病皮肤隐性损害的机制研究[J].中华创伤杂志,2004,20(8):465-473.

[3] 姜玉峰,付小兵,陆树良,等.中国人群体表慢性难愈性创面病原微生物学特征分析[J].感染、炎症、修复,2011,12(3):134-138.

[4] 李峰,郝岱峰,冯光,等.慢性难愈性创面细菌感染与耐药性监测分析[J].中华医院感染学杂志,2013,23(20):5101-5103.

[5] 李东,张杰,牛星寿,等.密闭湿润环境与创面愈合[J].实用美容整形外科杂志,2000,11(3):142-144.

【仇菲解答】　肛周创面生理环境特殊,位置外部表浅但深入肛内,有时也存在腔隙窦道,善用外治法可使药力直达病所,故外治法是肛肠病术后主要治疗方法,也是术后疗效的关键所在。任何创面的最终愈合都离不开正常生长的肉芽组织,肉芽组织填平创面时上皮爬行最快,肉芽组织不生长或生长过慢使得创面凹陷;抑或是生长过快导致肉芽高凸,均不利于伤口愈合,因而在术后换药观察创面时必须要注意肉芽组织的生长状态。

中医学治疗疾病强调整体观,重视辨证论治,创面局部也应该辨证,因时制宜,给予最合适的药物治疗。

初期(祛腐期):一般为术后第1～10天,初期常常可见创面分泌物多,甚则有少量脓腐组织。例如,痔结扎术后7天左右为脱线期、肛周脓肿切排后脓液尚未排尽、肛瘘采取切开术者瘘管壁尚未完全切除。该期治疗当以祛腐为主,将创面腐烂之物祛除,使脓毒排出,腐脱进而新生。

中期(生肌期):一般为术后10～20天,中期常常见腐肉逐渐脱尽,脓液减少,创面可见新鲜肉芽生长,均匀分布,色红坚实,毛细血管丰富,触之易出血,色鲜红。该期治疗主要以促进新肉生长,生肌长肉为主。

后期(收敛期)：一般为 20~30 天，创面愈合后期，肉芽生长旺盛，表面尚未完全愈合，故该期治疗重点是以收口为主。在愈合全过程中，若是创面肉芽生长过慢需要应用生肌长肉的药膏促进肉芽生长，待肉芽组织填平创面后，上皮才能爬行覆盖其上；若创面肉芽组织高凸，则创缘上皮组织爬行受阻，有如高山横亘，故应适当修剪肉芽并应用收敛生肌的散剂，在抑制肉芽过度生长的同时加速上皮的爬行收敛生肌，加速创面愈合。

除观察肉芽形态之外，还应注意肉芽的颜色变化，以新鲜红润且质地坚实为佳，轻轻搔刮即有鲜血渗出，若发现肉芽组织色淡苍白且质地水肿疏松则应注意是否有深部的病变等，可清除表面肉芽组织后进行探查，查明原因后进一步处理。若存在残腔支管应再次手术予以切除，若有线结等异物留存则应取出线结，去除周围水肿疏松的肉芽组织，使创面得以重新生长。

【杨巍解答】 湿润创面能促进多种生长因子的释放，从而增加细胞生长活性，刺激血管的生成，加速创面的愈合。这一观点也是中医传统理论"化腐成脓""煨脓生肌"的现代医学证据。除了创面的坏死组织的自溶作用外，中医还可利用中药促进该进程的出现和发展。

但肛肠病有其各自的特点，术后的创面也并不完全相同。例如，肛周脓肿1 期切开或肛瘘切开术后形成的创面应属中医外科疮疡中后期。清代高秉钧在《疡科心得集》中以三焦辨证揭示外科病因与发病规律，认为"疡科之症，在下部者，俱属湿火湿热，湿性趋下故也"，可见中医学认为，外科疾病病位在下焦，病性多为湿、热。肛周脓肿患者多素体湿热，湿性缠绵，肛周脓肿术后，脓疡破溃，毒随脓泄，而湿热之邪并不会因手术中腐肉的切除而即刻尽数褪去，创面局部湿热缠绵，阻碍阳气通达肌表，卫外不固，易受外邪侵染，病情反复。术后创面受金刃切割、高温烫伤，经络损伤，血溢脉外，瘀血阻滞，气机不畅，不通则痛，同时气血不行，无以濡养肌肤，不荣则痛，故溃疡期创面常疼痛难忍。由此可见，"湿、热、瘀、虚"等因素之间相互影响作用，使得术后创面处于阴阳失衡、气血失调的虚实夹杂的病理状态[1]。肛周脓肿、肛瘘本属阳实证，但经金刃切割，脓液外泄，毒邪散出的同时，气血亦随之耗散，形成虚实夹杂之证。治疗上，在注重提脓祛腐的同时，应注意兼顾气血，即中医外科独特的"提脓祛腐，煨脓长肉"治法。中医学将创面愈合规律辨证地概括为"腐去肌生"[2]。清代祁坤《外科大成》认为"腐不尽，不可以言生肌"，吴谦在《医宗金鉴》中亦指出:"腐者,坏肉也,腐不去则新不生……盖去腐之药乃疡科之要药。"中医学认为创面愈合早期祛腐是重点,腐能浸淫好肉,腐不去则肉芽组织不能生[3],术后创面病变坏死组织逐步脱落,是疾病向愈的基础。

　　临床正确使用必须把握祛腐生肌的适宜时机,应根据创面"脓、腐、肌"及疮周状况,分别使用不同的药物。生肌药有收敛作用,过早使用生肌敛疮药,不但无益,反而使创面难愈或愈后复发;而过用祛腐药,脓腐易祛,但新肉难生,反而减慢创面愈合速度。故腐肉未尽之时,采用祛腐药,而腐肉脱尽,则邪毒已净,可外用生肌收口之品,促进创面生长,进而避免祛腐伤正,生肌敛邪之弊。《外科大成》云:"腐不尽不可用生肌,骤用生肌,反增溃烂,务令毒尽,则肌自生加以生肌药,此外治也。肌生如榴子红艳,或有白膜者为善。"《外科理例》云:"脓出后,用搜脓化毒药,若脓未尽,便用生肌,务其早愈,则毒气未尽,必再破。"《外科枢要》云:"若败肉去后,新肉微赤,四沿白膜者,此胃中生气也,但用四君子汤以培补之,则不日而敛。若妄用生肌之药,余毒未尽,而反益甚耳。"可见在溃疡肉色转健,溃疡周围有白色上皮生长之际,外用生肌敛疮之品,既无敛邪之弊,又能助养新肌生长。

参考文献

[1] 林正军,吴许雄,王菁,等.消炎生肌膏联合康复新液促进肛周脓肿术后创面愈合30例[J].江西中医药,2015,46(8):33,34,44.

[2] 黄立功.中医疮疡理论在肛周脓肿术后换药的应用体会[A].中国中西医结合学会,2005:3.

[3] 徐杰男,等.中医外科"提脓祛腐""煨脓长肉"理论与应用[J].上海中医药杂志,2011,45(12):24-26.

第八章　肛肠病的中医特色疗法

第 ❶ 问　药线为什么是中医治疗肛周脓肿、肛瘘及窦道等感染性腔隙疾病的重要方法？

　　中医外科疾病中感染性腔隙疾病发病率很高，内治法尽管很重要，但现代医学多主张手术切开治疗，简单直接，但切开后中医学主张采用药线引流，现代医学并没有这方面的疗法，药线对感染性腔隙疾病真的很重要吗？

　　【吴闯解答】　肛周脓肿、肛瘘及窦道等都属于皮肤性感染疾病，其特点是火毒侵入，或外感风、寒、暑、湿、燥等邪，可郁而化热，"热胜则腐"，腐化血液、脂肪及肌肉，轻则溃烂，重则成痈化脓，即所谓的"肉腐则为脓"。中医古籍中最早在《周礼·天官冢宰第一》有记载："疡医掌肿疡、溃疡、金疡、折疡之祝药劀杀之齐。"而《素问·生气通天论》记载："膏粱之变，足生大丁""营气不从，逆于肉理，乃生痈肿。"《医宗金鉴·痈疽总论歌》说："痈疽原是火毒生……外因六淫八风感，内因六欲共七情，饮食起居不内外，负挑跌仆损身形，膏粱之变营卫过，藜藿之亏气血穷。"《刘涓子鬼遗方》中记载了辨脓、破脓的方法："痈大坚者，未有脓，半坚薄半有脓，当上薄者都有脓，便可破之。所破之法，应在下，逆上破之，令脓得易出。"

　　从现代医学角度分析，中医外科的疮疡肿毒性疾病，包括肛周脓肿、肛瘘及窦道等均属于急、慢性化脓性感染疾病，细菌、真菌或病毒都可导致感染，常见的有葡萄球菌、链球菌、大肠杆菌、绿脓杆菌和变形杆菌等化脓性病原菌，还有一些革兰氏阴性杆菌和厌氧杆菌等所致的特异性感染，如结核杆菌所致的流痰、瘰疬,梭状芽孢杆菌所致的烂疔(气性坏疽),炭疽杆菌所致的疫疔(皮肤炭疽病),这些均导致感染腔隙较深甚至深达体内。而临床上多以多种细菌混合感染为主,局部症状突出,全身症状不明显或较轻。

细菌感染产生的毒素可致血管内皮细胞受损加大血管通透性,以致白细胞和血浆渗出增多,在渗出物中含有许多抗体、补体等,当补体被抗体复活物激活后释放趋化物,并吸引大量白细胞向细菌周围凝集,白细胞结合趋化物可将细菌吞噬,将其破坏和杀灭。炎症早期渗出的白细胞以中性粒细胞为主。脓腐组织便是炎性渗出、被吞噬细菌和白细胞、浆细胞等,故中医学认为的"肉腐成脓"中的肉并非为肌肉,可以理解为病灶中"牺牲"的"免疫军团"。

如果感染在体内,可以采用消痈之法,即用抗感染的方法去除;但发生在体表,可采用切开排脓、清理腐烂组织的方法达到更快的目的。所以,中医学很早就有切开引流法治疗外科疮疡疾病。例如,《五十二病方》中载有很多外科疾病,尤其对化脓性疾病有较为详细的记载,还着重强调对所切部位的选择、切口方法等。《灵枢·痈疽》中云:"猛疽不治,化为脓,脓不泻,塞咽,半日死,其化为脓者,泻则合豕膏,冷食,三日而已。""发于膝名曰疵痈……须其柔,乃石之者生。"还有魏晋时期的"铍针火刺引流",如《小品方》中记载"附骨疽,若失时不消成脓者,用火针、膏、散";《刘涓子鬼遗方·相痈疽知有脓可破法》有"应由下逆上破之,令脓得易出,用铍针"的描述,都是用不同工具切开使邪毒引出。

但引出邪毒后,脓腔、窦道并不会马上愈合,其残留的脓腐组织会随病情慢慢液化、脱落,这时就需要使其快速流出,西医常用的有纱条引流、导管引流、负压引流等。中医早在宋代就有"纸捻引流"的记载,如《太平惠民和剂局方》中首次记载将砒霜溶于黄蜡中,制成"纸经"或"条子",即药捻,"每于发时用"。而"药线"首次见于《医宗金鉴》,记载用芫花、壁线、白色细衣线与水"慢火煮至汤干为度,取线阴干"。《卫济宝书》有"以油捻子塞之"的记载。到明清时期,采用药线治疗痔漏疾病达到了鼎盛,如《外科理例》的"三品锭子",《外科心法要诀》也有记载"药线"的制法等。

【杨巍解答】　药线的广义概念可分为丝线药线和药捻两种。

丝线药线最早见于徐春甫的《古今医统大全》,其曰:"只用芫根煮,挂破大肠……药线日下,肠肌日长……鹅管内消。"《外科大成》中记载:"有漏者插以药丁，通肠者挂以药线。”丝线药线配方主要有鲜芫花根、雷丸、蟾酥、草乌等药物。而《医宗金鉴》有“凡遇痔疮、瘿瘤顶大蒂小之证，用线一根，患大者二根，双扣紧扎患处，两头留线，日渐紧之，其患自然紫黑，冰冷不热为度。轻者七日，重者十五日后，必枯落，以月白珍珠散收口甚效”，主治“诸痔、瘿瘤、生似蕈形”，详细说明了丝线药线治疗痔疮或瘿瘤等疾患的方法和操作。后世将其发展为用棉线、丝线或麻绳与辅药制成药线用于中医外科的肿瘤、赘生物及肛肠病中的痔、肛瘘及窦道等的治疗。

国外采用丝线用于瘘管的挂线疗法，由于没有经过药物的浸泡，一般只有引流和切割作用，而中医丝线药线具有腐蚀坏死纤维化组织、消除局部炎症及促进肉芽组织生长等的作用。

丝线药线的主要作用：① 钝性勒割作用，结扎或挂线的物理效应能将组织缓慢切割，而具有腐蚀作用的药线能加快此过程；② 加快创面愈合作用，药线作为异物能刺激肉芽组织生长，而药线中生肌成分亦能促进创面愈合；③ 引流管作用和药捻的作用原理相似；④ 标记作用，不仅能标记不明显管道位置，还能大致估算被结扎或挂线组织的范围和强弱。

药捻主要有外蘸药捻和内裹药捻。外蘸药捻是搓成的纸线在临用时放在油或水中润湿，蘸药插入疮口，蘸取的多为提脓祛腐药物，故适用于溃疡疮口过深过小、脓水不易排出者。内裹药捻则是将微量药物预先放在纸内，裹好搓成线状，内裹药物多具有腐蚀化管作用，不能直接作用黏膜、肌肉，如白降丹、枯痔散等。拔脓祛腐药线辅药主要有升丹(砒药)、黄丹、珍珠、蟾酥、全蝎等为主，如搜脓拔腐线、虞氏药线等；生肌收口药线辅药主要有乳香、没药、生肌散、五宝丹等无砒药线；祛腐生肌药线则是前两者辅药的联合运用，如七仙线等。而根据药线辅药的不同，有纸捻、棉线捻、糊捻、蜜蜡捻及多聚物药捻等。

药捻的主要作用：① 腐蚀作用，祛腐型药捻主要祛腐成分为丹药，丹药溶于水或体液时，产生汞离子，汞为细胞原浆毒，能沉淀和影响原浆蛋白的性质，或使这些蛋白质分解从而产生疗效，并且可以与病原微生物或虫体呼吸酶上巯基结合，抑制其呼吸而杀灭作用，而升药有抑制大肠杆菌、结核杆菌和变形杆菌的作用；② 引流作用，据“水逐线流”原理，药捻能将脓腔或窦道中渗液、脓液或液化坏死物引导外流；③ 加快愈合，药捻中药物本身的弥散作用及管腔细小分支的毛细作用,可使药物充分渗入瘘管壁及支管、死腔,从而促进局部的肉芽生长;④ 标记作用,能用于测量管腔的大致深度和走向。

药线对于治疗体表感染性腔隙疾病,其重要的作用除了制作简单,其自身引流、切割等物理作用外,还在于其有很强的药物作用,能将药物缓慢释放,达到促进腔隙愈合、炎症消退的作用。

第 2 问　中医学对挂线法的认识如何? 现代医学如何应用挂线法?

　　　　挂线法在明代就有典籍记载,是我国古代医家智慧的结晶,如今在临床被广泛使用。古代挂线法和现代挂线法一样吗? 两者有何区别和联系? 古代挂线法对现代研究有何借鉴?

【张少军解答】　挂线法是我国古代医家发明的治疗肛瘘的经典术式,在临床上被广泛采用。挂线法最早见于明代的《古今医统大全》[1]引《永类钤方》治法,"予患此疾一十七年,遍览群书,悉尊古法,治疗无功,几中砒毒,寝食忧惧。后遇江右李春山,指用芫根煮线,挂破大肠,七十余日,方获全效",治疗效果为"必是庶可通达而除根矣""百治百中"。挂线法经明清后世医家不断发展和改良,其疗法日趋完善,至清代已为临床广泛应用,并成为一种成熟的治疗方法。

1. 挂线法的适应证

挂线法适用于肛瘘管腔在肛管直肠壁内有溃口者。如《疡科会粹》云:"倘或通肠者,用芫花泡浓汁浸线,穿过挂开。"[2]《外科大成》记有"通肠者挂以药线",又有"通肠漏,惟以此漏用挂线,易于根除"[3]。而对于一般的肛瘘不通肠者,多采用内服中药、外用药线等方法治疗。

挂线法也适用于复杂性肛瘘的手术治疗。如《古今医统大全》云:"一漏并三痏,不论疮孔数十,但择近肛者,以马莲草探之。若一孔通肠者,先将银条曲转,探入谷道钩出草头,将线六七寸一头挽成活套扣,以不挽线头系草上引过大肠,解线头穿活扣内出寸长,系三钱四五分铅锤悬空坠之,坐卧方便使不粘衣,可取速效。"而在《外科大成》中有"凡用挂线,孔多者只先治一孔,隔几日再治一孔"的记载,采用分期挂线法治疗复杂性肛瘘,从现代医学看,这种处理方法可以防止一次切开多处肛门括约肌而导致肛门失禁,与现代注重保护肛门功能的理念不谋而合。

2. 挂线法的禁忌证

要注重患者整体情况,气血的盛衰,若患者气血不足则不可挂线,如《医门补要》曰:"虚人不可挂线,易成劳不治。"另外,对于肛瘘局部也应详细观察,谨慎操作,如"串臀漏、蜂窠漏,二症若皮硬色黑,必内有重管,虽以挂线依次穿治,未免为多事。"[4]

3. 挂线的方法

古人所用挂线法与现代的橡皮筋双向勒割挂线有所不同,采用的是铅锤、纽扣等物品坠系于肛外,利用压力使瘘管从深到浅逐步切开,即单向挂线法。如《古今医统大全》云:"不拘数疮,用草探一孔,引线系肠外,坠铅锤,取速效。"《医门补要·痔漏挂线法》则详细记述了挂线的操作:"用细铜针穿药线,右手持针插入瘘管内,左手执粗骨针(要圆秃头镌深长槽一条,以便引针)插入肛门内,钩出针头与药线,打一抽箍结,逐渐抽紧,加纽扣系药线梢坠之,七日管豁开,掺生肌药,一月收口。"

紧线的方法:由于药线没有弹性,所以需要经常紧线。"每日早将线洗净,约日长五分,仍要收上止留一寸,线穿七日,线下三寸之余僻处补完"。挂线后"待明日解开,又收紧些,仍缚一蕊,莫令宽,日日如此,落线后,以生肌合口"。

4. 线的制备

同现代挂线法使用的弹力橡皮筋不同,古代挂线法所采用的为药线,因此挂线所起的作用除物理切割外,还有化学挂线的因素存在。药线的制备多以芫花根熬制,《古今医统大全》云:"芫花入土根(不拘多少,捣自然汁于铜铫内,慢火熬成膏,以生丝线入膏再熬良久,膏浓为度,线阴干,膏留后用)";《外科大成》中的药线由鲜芫花根、雷丸、蟾酥、草乌浸煮,取露天蜘蛛丝做成;还有其他药物制作药线的方法,如《疡科会粹》曰:"凡遇穿肠痔漏,用细好丝线,入煅蛇含石,醋内煮过,要从夏秋月内,收取蜘蛛网过网丝,网一根,共合丝线,穿入漏孔内。"

5. 挂线法的作用机制

挂线法的作用机制在《古今医统大全》中已有阐述:"药线日下,肠肌随长,僻处既补,水逐线流……譬筑堤决防,水既归漕,众流俱涸,有何汛滥?"其中"药线日下,肠肌随长",说明了挂线的慢性勒割作用,挂线周围肌肉断端又粘连生长;"瘀处既补,水逐线流",是指挂线的引流和切割作用,可使瘘管在被切开的同时被新长的肌肉填补缺损。现代研究认为[5],挂线的慢性勒割、异物刺激作用可缓缓切开组织的同时,底部组织生长,肌肉断端粘连固定,避免一次切开、肛门括约肌受损所致的肛门失禁等后遗症。

参考文献

[1] 徐春甫.古今医统大全[M].北京:人民卫生出版社,1991:444.

[2] 孙震元.疡科会粹[M].北京:人民卫生出版社,1987:1037.

[3] 祁坤.外科大成[M].上海:上海卫生出版社,1957:156~158.

[4] 赵濂.医门补要[M].上海:上海卫生出版社,1957:49.

[5] 胡伯虎.犬肛门括约肌切开与挂线对直肠肛门管静止压的影响及组织病理学观察[J].中医杂志,1983,24(4):138.

　　【杨巍解答】　随着现代医学的发展,提高肛瘘的治愈率已经不再是肛瘘治疗的唯一目标,保护肛门功能的理念已经越来越被重视。研究证实,肛管外括约肌的完整性、内括约肌反射的完整性、肛门局部上皮电生理感觉,以及瘢痕组织引起的肛管缺损是影响肛门功能的主要因素。

　　古代挂线法的慢性勒割会对肛门的舒缩功能造成损伤,在慢性勒割括约肌后,虽然纤维组织增生但并不能保证不会发生肛门失禁,部分病例临床可见到漏气、漏液等轻度肛门功能受损症状的出现。

　　有鉴于此,临床上需灵活运用挂线法,对于高位肛瘘,内口位于齿状线处者,采用低挂线,深部瘘管予以扩创引流,挂线位置下移到齿状线处;若内口高者,可采用虚实结合的方法,前期虚挂不紧线,待中后期瘘管周围组织填充,窦腔缩小后再予以紧线。复杂性肛瘘者可在主支管间施以拖线术,利于引流和缩小创面;克罗恩病肛瘘以虚线挂入,利于瘘管的长期引流。

第3问　**如何认识和使用垫棉法?**

　　在临床上经常看到垫棉法的使用,确认垫棉法可加快创面愈合速度,缩短疗程。垫棉法有何作用机制?如何认识和使用垫棉法?

【张少军解答】　垫棉法是目前中医外科常用的一种治疗方法,广泛运用于复杂性肛瘘、乳痈、糖尿病坏疽等多种外科疾病。垫棉法在中医古籍中又有"垫棉""绑缚""绷缚""裹帘"等不同的称谓,古代医家在长期实践的基础上对垫棉法积累了丰富的临床经验,并受到越来越多的重视,在《外科证治全书·卷五》目录中,将绷缚法与针法、砭法、灸法、熨法、拔毒法、洗涤法一起作为中医外科的七种通用法[1]。

1. 垫棉法的操作方法

当疮疡溃破后形成一个空腔,如何使皮与肉尽快黏合,促进伤口生长愈合,《外科正宗·痈疽内肉不合法第一百四十一》云:"痈疽、对口、大疮内外腐肉已尽,惟结痂脓时,内肉不粘连者,用软棉帛七八层放患上,以绢扎紧,将患处睡实数次,内外之肉自然粘连一片,如长生成之肉矣。有患口未完处,再搽玉红膏,其肉自平矣。"[2]通过垫棉,使分离的皮肉充分贴合,起到加速愈合的作用。在《疡医大全》中记载了较为详细的绷缚方法及需要把握的技巧:"澄曰:凡发背溃后,口小内大,大脓已泄,内肉不合,宜用铅片如镜,中凿一眼如钱状,四边锥眼,以针穿缝棉布铺上,夏月则用两层布铺,上六面钉阔绢带六条,先将膏药盖好,加以新棉,将铅片铺合疮上,先将左右二带系紧胸前,再将左上角带与右下角带,由左肩向右胁下斜系,右上角带与左下角带,由右肩向左胁下斜系,则两层新肉合成一块矣。"[3]

2. 垫棉法的主要作用

(1) 局部加压、强迫粘连:《外科正宗》垫棉法主要用于阳证疮疡溃后,此时邪气已随脓液外泄,正气不足,"内肉不粘连者"采用垫棉法,"将患处睡实数次,内外之肉自然粘连一片,如长生成之肉矣",即要求患处必需紧密贴合,故需外界助力加压,其不仅用软棉帛厚垫,以绢扎紧,更要将患处睡实,使内外之肉自然粘连一片。对于阴证疮疡同样可以用垫棉法,《外科证治全生集》在治疗石疽中提及:"……十剂后,以阳和解凝膏随其根盘贴满,独留患孔。再加绷缚法,使其皮膜相连,易于脓尽生肌。接用十全大补、加味保元等汤(参、芪忌炙)服至收功。"

《外科证治全生集》对绷缚法的机制进行了阐述:"以一块绷实患处,将带缚,所余一块预备洗涤上药时更换。不但无外邪乘袭,且使皮膜连属,融融然气血流畅,易生肌肉也。"通过垫棉法,压实患处,使肉分之间的荣卫相会,可以达到沟通气血的目的,避免脓肿再犯,促进创面的愈合;同时又可避免外邪侵袭患处耽误病情,一举两得。

（2）固定药物:固定药物是垫棉法较为常见的一种使用方法,古籍中的记载也很多,并无特殊。例如,《外科正宗·第七十四》中提到用乳香纸法治臁疮作痛不愈。将事先做好的乳香药纸阴干收用,"临时随患大小剪纸多少,先用温汤洗疮,随将纸有药一面对疮贴之,绢扎,三日一换,自然止痛生肌。如贴后内无水出,不必换贴自愈"。

（3）助疮回阳:古代医家治疗疮疡时特别注重防寒保暖,陈实功曰:"夫痈者,壅也,为阳,属六腑,毒腾于外,其发暴而所患浮浅,因病原于阳分中,盖阳气轻清,浮而高起,故易肿易脓,易腐易敛,诚为不伤筋骨易治之证。"在痈疽脓未尽之时最忌受凉;若已受凉,可配合使用垫棉法,起到保暖助痈疮发溃的作用。《外科正宗·绷缚背疮第一百四十》云:"至于发背、对口、大疮等疾,已溃流脓时,冬夏宜绢帛四五层,放贴膏药,外再用绢布见方八寸,四角用蛇皮细带拧之,安盖绢上,以带扎在前胸绷实疮上,庶使疮中暖气不泄,易于腐溃。洗疮时预备二绷更换,务要患内暖气烘烘,此法最善,故亦补之。"

（4）改变引流方向:《洄溪医案》曾记载了一则治疗乳疖的医案,其久治不愈,痛苦非常,"忽生一法,用药袋一个,放乳头之下,用帛束缚之,使脓不能下注,外以热茶壶熨之,使药气乘热入内,又服生肌托脓之丸散。于是脓从上泛,厚而且多。七日而脓尽生肌,果百日而全愈。"[4]徐灵胎利用绑缚法治疗乳房袋脓,在不增加引流口的前提下,使脓从上而出,更以热壶熨之,促进药气入里,配合生肌托脓之丸散起托脓之效,脓尽肌生,加速愈合。

参考文献
[1] 许克昌.外科证治全书[M].北京:人民卫生出版社,1981:134-155.
[2] 陈实功.外科正宗[M].上海:上海科学技术出版社,1989:331.
[3] 顾世澄.疡医大全[M].北京:人民卫生出版社,2007:134.
[4] 喻嘉言.洄溪医案[M].北京:学苑出版社,2008:43,44.

【杨巍解答】　古代典籍中的垫棉法包含了局部加压,强迫粘连,固定药物,助疮回阳,改变引流方向等多种作用,随着现代医学的发展,部分垫棉法的作用被淘汰,如固定药物,但部分功能则焕发了新的生机。目前使用最广的是通过垫棉法起到局部加压,强制粘连作用,被用于复杂性肛瘘对口引流术后、复杂性窦道、乳腺脓肿等。针对不同的手术方法,垫棉时机也有不同,有术后1周、术后2周、术后当天早期垫棉等的不同。

运用现代先进仪器,在超声等设备引导下明确脓肿病变范围、深度,更加精准地找到加压固定点的位置,符合现代治疗理念,也是今后研究的方向之一。

垫棉法的助疮回阳作用是古代医家智慧的闪光点,也是临床经验的总结。借助垫棉法的物理保温及外用药物的温阳散寒作用,可以加快伤口恢复,或使疮疡由阴转阳,病情转轻。我们应对这种作用进行文献整理、数据挖掘,并借助现代研究手段进行试验研究,探明其作用机制,使垫棉法得到更大的发展。

第 4 问 功能性肛门直肠痛的中西医诊疗方法及特色是什么?

近年来,以肛门疼痛、坠胀不适为主诉就诊于肛肠科的患者越来越多,这种发生于肛门直肠部,找不到原因、查不到病灶、无针对性治疗方法且疗效不明确的疼痛性疾病,被称为功能性肛门直肠痛(functional anorectal pain, FAP),对患者的生活质量产生严重影响。那么,现代医学及中医学对功能性肛门直肠痛的中西医诊疗方法及特色是什么呢?

【徐浩解答】 功能性肛门直肠痛的现代医学解释如下。

1. 功能性肛门直肠痛的概念

功能性肛门直肠痛是一组发生在肛门和(或)直肠的非器质性的特发性疼痛。临床主要表现为肛门直肠部位不同程度的疼痛,坠胀不适,严重者表现为肛门剧痛,甚至影响睡眠,多数患者伴有一定程度的焦虑、抑郁症状。其患病率高达7.7%,以女性多见[1]。临床诊断主要根据罗马Ⅳ标准[2],将功能性肛门直肠痛分为肛提肌综合征、非特异性功能性肛门直肠痛和痉挛性肛门痛。最新的罗马Ⅳ标准将其归于功能性胃肠病中,并命名为"中枢介导的肛门直肠痛",认为是由于强烈的情绪或环境应激通过肠-脑轴引起整个胃肠道动力紊乱[3]。

2. 功能性肛门直肠痛的诊断标准

功能性肛门直肠痛的临床诊断,根据疾病的发作时间、性质、有无牵拉痛等临床症状进行划分,诊断标准如下。

(1) 功能性肛门直肠痛肛提肌综合征诊断标准(必须符合以下所有条件):① 慢性或复发性直肠疼痛或隐痛;② 发作持续至少 30 分钟;③ 向后牵拉耻骨直肠肌时有压痛;④ 排除其他原因导致的直肠疼痛,如缺血、炎症性肠炎、肌肉脓肿、肛裂、痔疮、前列腺炎、尾骨痛及明显的盆底结构性改变。诊断前症状出现至少 6 个月,近 3 个月满足标准。

(2) 非特异性功能性肛门直肠痛诊断标准:符合肛提肌综合征诊断标准,但向后牵拉耻骨直肠肌时无压痛。

(3) 痉挛性肛门直肠痛诊断标准(必须包括以下所有条件):① 反复发作位于直肠部位的疼痛,与排便无关;② 发作持续数秒至数分钟,不超过 30 分钟;③ 发作间期无肛门直肠疼痛;④ 排除导致直肠疼痛的其他原因,如缺血、炎症性肠炎、肌肉脓肿、肛裂、痔疮、前列腺炎、尾骨痛和明显的盆底结构性改变。在科研条件中满足标准的发病时间持续 3 个月,但用于临床论断和评估时,发病时间可不足 3 个月。

参考文献

[1] Boyce P M, Talley N J, Burke C, et al. Epidemiology of the functional gastrointestinal disorders diagnosed according to Rome II criteria: an Australian population-based study[J]. Internal Medicine Journal, 2006, 36(1): 28-36.

[2] Bharucha A E, Wald A, Enck P, et al. Functional anorectal disorders [J]. Gastroenterology, 2006, 130(5): 1510-1518.

[3] Bouchoucha M, Devroede G, Mary F, et al. Painful or mild-pain constipation? A clinically useful alternative to classification as irritable bowel syndrome with constipation versus functional constipation [J]. Digestive Diseases and Sciences, 2018, 63(7): 1763-1773.

【钟盛兰解答】 功能性肛门直肠痛的中医学解释如下。

1. 功能性肛门直肠痛与脏腑功能的关系

目前中医学缺乏与该疾病完全对应的中医病名,但经后代医家不断总结,根据情志不畅、气机郁滞等症状,将疾病归于"郁证""脏躁"范畴;根据肛门及周围坠胀感、异物感等将其归于"后重"的范畴[1]。《素问·五脏别论》中提出"魄门亦为五脏使",认为"魄门"的正常生理功能和五脏的协调运转紧密相关。"魄门"即现代医学中的肛门、消化道的末端。《黄帝内经素问注证发微》云:"然魄门者,肛门也。肺藏魄,肛门上通于大肠,大肠与肺为表里,故亦可称之曰魄门。"认为肺藏魄,肛门是大肠的末端,与大肠相通,而大肠与肺相为表里,故称为"魄门"。而《难经》言:"下极为魄门者,魄门即肛门也。魄与粕通。言食饮至此,精华已去,止存形质糟粕,故曰魄门也。"认为魄通粕,是排泄粪便的门户,是"魄门"的另一个解释。

魄门开合与五脏功能密切相关。① 魄门与心,心主神明,为君主之官。例如,《素问·灵兰秘典论》云"心者君主之官,神明出焉……主明则下安,主不明则十二官危矣",魄门应时启闭依赖心气统领。魄门开阖有节,依赖于气机升降有序。② 魄门与肺、肝,肺主宣降,肝主疏泄,以肺之肃降及肝之调达,调控全身气机,使大肠转导顺畅,魄门开阖有度。《素问悬解·卷一养生生气通天论四》有载:"盖金主降敛,木主疏泄,水化气升,谷消滓降,大肠以阳明燥金之气,收固魄门,是以不泄。"③ 魄门与脾,脾胃为仓廪之官,而魄门为其所出之门户,脾胃健则饮食水谷消化吸收充分,肠道通利,有助于糟粕排泄,故魄门无损。④ 魄门与肾,肾主二阴,司二便,肾阴、肾阳在推动和调控脏腑气化及完成正常生理功能的过程中发挥了重要作用。由此可知,肝失疏泄、脾失运化、肺失宣降及脏腑阴阳气血失衡均可引起魄门功能及感觉上的异常,而肛门直肠部位的坠胀疼痛也是肛门感觉异常的临床表现之一。

2. 中医痛证的病因病机

中医痛证病因繁多,除外伤致痛,外感六淫、情志内伤、饮食劳逸均可引发疼痛。该疾病的发病部位虽然在肛门直肠,但与全身的气血运行有着密切关系,参照国家中医药管理局制定的《功能性肛门直肠痛中医诊疗方案》中的证候诊断标准,将功能性肛门直肠痛分为气滞血瘀、肝脾不调、湿热下注、中气下陷、阴虚火旺五大证型。中医认为痛证有虚实之分,病机以"不通则痛""不荣则痛"为要[2,3],病久多伴郁怒、焦虑、烦愁,又与情志相关。见于实证者,多由湿热所致,气机不畅,病邪瘀滞于血脉经络中,气血紊乱攻冲经脉而出现疼痛[4],此为"不通则痛";见于虚证者,多由大病久病、疲倦劳伤,气虚推动无力,气血郁滞而痛,或使脏腑、经脉失于温煦、滋润、濡养而痛[5],此为"不荣则痛"。"不通"与"不荣"可先后出现,或互为因果。

病程短者,间歇而作,持续时间短,可自行缓解;病程长者,疼痛逐渐加剧,持续时间长,甚至终日无休,久则神伤劳烦。气郁重者,以胀痛为主,伴有胸闷胁胀;血滞重者,以跳痛、刺痛为主,痛处多固定、拒按;湿性重浊,易袭下位,直肠肛门受邪而坠痛。湿阻气机,升降失调,水液输布或滥或竭,故引发种种兼夹之症。湿胜者,多见舌苔厚腻,白而湿滑者,多为寒湿;舌黄而干者,多为湿热;舌色淡紫而体胖者,多内寒兼血瘀;舌色红而体瘦者,多伴阴虚内热;便数质稀者,多由脾胃失司所致;便干量少者,肠道布液不足。

参考文献

[1] 李月,王业皇.王业皇运用风药治疗功能性肛门直肠痛经验拾粹[J].江苏中医药,2019,51(1):29-31.

[2] 薛雅红.针刺治疗功能性肛门直肠痛随机对照试验的文献评价及临床研究[D].南京:南京中医药大学,2017.

[3] 王业皇,郑春菊,章阳.丁泽民治疗功能性肛门直肠痛的经验[J].江苏中医药,2013,45(2):4,5.

[4] 高伟,郭爽.论"不通则痛"[J].河南中医,2012,32(11):1445.

[5] 张会择,余宗明,李梓菡.浅析不荣则痛与不荣则不痛[J].教育教学论坛,2018,366(24):101,102.

【杨巍解答】　功能性肛门直肠痛属于功能性胃肠病(functional gastrointestinal disorders,FGIDs),随着神经胃肠病学研究不断深入,其相关病理机制也在不断逼近疾病的本质,促使人们从观念上突破了对功能性胃肠病的认识。对该疾病的认识,由最初的胃肠道无器质性疾病的功能性异常,转变成与肠神经系统(enteric nervous system,ENS)相关的胃肠道动力异常。在罗马Ⅳ诊断标准中,功能性胃肠病又被称为肠-脑轴互动异常(disorders of gut-brain interaction),该定义强调症状产生与动力紊乱、内脏高敏感性、黏膜和免疫功能的改变、肠道菌群的改变及中枢神经系统处理功能异常有关。功能性胃肠病的罗马Ⅳ诊断标准的演变,也是医学模式由单一疾病模式向"生物-心理-医学"模式转变的体现,将对该类疾病发生的认识从胃肠局部提升到全身整体的角度[1],功能性胃肠病现在被认为是一类独立的临床疾病。

随着肠-脑轴互动异常概念的提出,对功能性肛门直肠痛的认识由肛门直肠局部提升到心身疾病的整体观念,这与中医学的整体观不谋而合。功能性肛门直肠痛的西医研究尚未明确病因,而神经胃肠道学研究提到的内脏高敏感性,却与中医的阴阳平衡、气血平和理论有相通之处。阳表现为兴奋、运动,阴表现为抑制、静止,内脏功能的过度兴奋或抑制,导致胃肠道功能紊乱,呈现脏腑阴阳失衡之象。功能性肛门直肠痛在中医学中没有明确的病名,但在整体观的指导下,中医对痛证的认识和治疗已有悠久历史。因此,在中医理论指导下,可以推演出功能性肛门直肠痛的病机及治则治法,通过辨证论治,使中医学在功能性肛门直肠痛的治疗方面具有一定优势。

痛证病因病机以"不通则痛""不荣则痛"为根本,与气血失和,气机不畅最为密切。肛门直肠处于人体最低位,脉络迂曲蜿蜒,交汇贯通,气血通行于此易阻而致不畅,现代人多久坐,致气血愈加郁滞不畅,若复加以排便久挣努责,则气血难覆。《温病条辨·湿温》有载:"浊湿久留,下注于肛,气闭肛门坠痛……此浊湿久留肠胃,至肾阳亦困,而肛门坠痛也。肛门之脉曰尻,肾虚则痛,气结亦痛。但气结之痛有二:寒湿、热湿也。"《医述·杂证汇参》论及"痢"曰:"夫肛痛初起,断无虚寒;痢久见痛,方为气陷,然止宜用补中汤升之,未可骤用理中汤温之。盖因肛痛皆是湿热下流,燥火闭塞。"以上均论及肛门直肠痛或因湿性重浊而坠痛,或因肾虚气结而胀痛,或有医家误治,湿热内蕴而致气坠里迫,灼热不适。《医述·杂证汇参》提到便血,"后重便减者,湿毒蕴滞也;后重便增者,脾元下陷也",提示肛门坠胀虚实之象不同。

通过多年的临床总结,充分发挥中医药优势,自拟肛痛方(黄芪15 g,当归15 g,赤芍9 g,桃仁9 g,乳香3 g,没药3 g,延胡索9 g,仙茅15 g,淫羊藿15 g)治疗功能性肛门直肠痛。以气血不和、气机不畅为病机要点,肛痛方以黄芪、当归、赤芍、桃仁为君益气生血,活血化瘀。其中黄芪为益气之品,《本草蒙筌》谓其气薄味浓,可升可降。功能性肛门直肠痛患者多有肛门坠胀感,便意感,每每如厕不得解便,《医述·杂证汇参》曰:"凡后重逼迫而得便者,为有物而然。今虚坐努责而不得便,知其血虚也。血虚则里急,宜用当归为君,以生血药佐之。"当归非独主血,味兼辛散,乃为血中气药,能逐瘀血、生新血,使血脉通畅与气并行,周流不息。赤芍味苦辛,性微寒,能行血中之滞,泻肝火,散恶血,止痛。《本草新编·卷之二(商集)芍药》提及郁证利用芍药,"盖郁气虽成于心境之拂抑,亦终因于肝气之不足,而郁气乃得而结也。用芍药以利其肝气,肝气利,而郁气亦舒。"桃仁逐瘀血止痛,生新血通经,又可润大肠,助排便,缓解肛门坠胀感。肛痛方中以延胡索活血行气止痛,乳香、没药行气活血通络,消肿止痛。以上诸药通过益气活血、活血通络、行气止痛之功用共奏缓解肛门疼痛之效。

　　该病患者一般病程较长,至就诊时常伴有情绪不良,甚至心理障碍,致肝失疏泄,肝气郁结,情志不舒又会加重局部症状,迁延难愈。故常配伍柴胡、郁金疏肝解郁,《本草新编·卷之二(商集)柴胡》谓:"木一遇温风,则萌芽即生,枝叶扶疏,而下不生根,又何至克土乎。土不受伤,而胃气辄开,人病顿愈。柴胡,风药中之温风也,肝得之而解郁。"郁金,行气解郁、活血止痛、活血清心。《本草纲目》:"治血气心腹痛……"《本经逢原》:"郁金辛香不烈,先升后降……"炙甘草配伍小麦源自《金匮要略》甘麦大枣汤,小麦能和肝阴之客热而养心液,具有消烦利溲止汗之功,甘草泻心火而和胃。酸枣仁味甘酸,性平,归肝、胆、心经,养心补肝,宁心安神;仙茅、淫羊藿温肾阳,补肾精,泻肾火,调理冲任。另外,在与患者交流中,要尊重他们的自身感受,聆听他们的陈述,为他们提供倾诉的机会,只有取得患者的信赖,才能为他们确立信心,将治疗进行下去。

　　综上所述,以"不通则痛""不荣则痛"为该病的病机,以益气活血、行气止痛为治则,兼以疏肝养心,调理冲任,制定肛痛方治疗该病,临诊时灵活运用各法,随证而变,气血调畅,通则不痛;察言观色,话语温润,注重调节患者情绪,两者相辅相成,共襄良效。

参考文献

[1] 张莉华,方步武.脑肠轴及其在胃肠疾病发病机制中的作用[J].中国中西医结合外科杂志,2007,13(2):199-201.